Schattauer

Giovanni A. Fava

Antidepressiva absetzen

Anleitung zum personalisierten Begleiten von Absetzproblemen

Übersetzt und mit einem Geleitwort versehen von Dr. Wulf Bertram

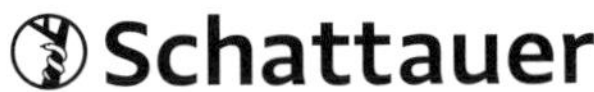

Prof. Giovanni A. Fava
Università di Bologna
Departimento di Psicologia
viale Berti Pichat 5
IT – 40127 Bologna (Italy)
giovanniandrea.fava@unibo.it

Besonderer Hinweis
Die in diesem Buch beschriebenen Methoden sollen psychotherapeutischen Rat und medizinische Behandlung nicht ersetzen. Die vorgestellten Informationen und Anleitungen sind sorgfältig recherchiert und nach bestem Wissen und Gewissen weitergegeben. Dennoch übernehmen Autor und Verlag keinerlei Haftung für Schäden irgendeiner Art, die direkt oder indirekt aus der Anwendung oder Verwertung der Angaben in diesem Buch entstehen. Die Informationen sind für Interessierte zur Weiterbildung gedacht.

Schattauer
www.schattauer.de

Cover: Bettina Herrmann, Stuttgart
unter Verwendung einer Abbildung von Dóra Bíró /iStock
Gesetzt von Eberl & Koesel Studio, Kempten
Gedruckt und gebunden von Friedrich Pustet GmbH & Co. KG, Regensburg
Lektorat: Volker Drüke
Projektmanagement: Dr. Nadja Urbani
ISBN 978-3-608-40149-3
E-Book ISBN 978-3-608-11913-8
PDF-E-Book ISBN 978-3-608-20621-0

Bibliografische Information der Deutschen Nationalbibliothek
Die Deutsche Nationalbibliothek verzeichnet diese Publikation in der Deutschen Nationalbibliografie; detaillierte bibliografische Daten sind im Internet über http://dnb.d-nb.de abrufbar.

Zum Geleit

Der einfachste Weg, Absetzsymptome von Antidepressiva zu vermeiden, wäre, sie gar nicht erst zu verschreiben. Wobei das in vielen Fällen ohnehin die bessere Idee ist.

Aber der Reihe nach. Denn wahr ist auch, dass Antidepressiva lebensrettende Medikamente sind. Der Berufsverband der psychiatrischen Disziplinen schätzt, dass bei 30–70 % der jährlich konstant um 10 000 schwankenden Suizide (vor Corona!) eine Depression zugrunde lag. Dass solche Selbsttötungen durch eine rechtzeitige und fachgerechte Gabe von Antidepressiva verhindert werden können, ist wahrscheinlich. Wie viele Leben dadurch gerettet werden, kann nur spekuliert werden.

Doch Antidepressiva haben ihren Wert nicht nur in solchen existenziellen Situationen. An Depressionen litten 2022 in Deutschland 11,3 % der Frauen und 5,1 % der Männer (AOK Bundesverband). Insgesamt waren im Laufe eines Jahres 8,2 % der deutschen Bevölkerung neu erkrankt, das entspricht 5,3 Mio. der Bundesbürgerinnen und -bürger. Was diese Krankheit für die betroffenen Individuen bedeutet, muss man entweder selbst erfahren haben oder kann es aus den zahlreichen, auch literarischen Schilderungen von Betroffenen erfahren: Der niederländische Psychiater Piet C. Kuiper, selbst Psychiater, war der Erste, der sich outete und in seinem Buch »Seelenfinsternis« (1992) die Innenwelt eines depressiven Menschen schilderte: Bodenlose Einsamkeit, grundlose, quälende Schuldgefühle, völlige Unfähigkeit, sich über irgendetwas auf dieser Welt zu freuen, bis hin zu dem Gefühl, ein wandelnder Toter zu sein, kennzeichnen Stimmung und Erleben depressiver Menschen.

Kuiper verordnete sich damals selbst einen MAO-Hemmer als Antidepressivum. Er wurde wieder gesund, aber es kann nicht sicher geschlossen werden, ob das Medikament, vor dem er zuvor selbst stets gewarnt hatte, tatsächlich half oder ob die Besserungen, die sich einstellten, auf der Tatsache beruhte, dass alle Depressionen irgendwann ohnehin abklingen. Aber dann auch wieder rezidivieren können.

Die Auswahl der Antidepressiva war zu Kuipers Zeit noch sehr überschaubar. Inzwischen zählen die Websites der Apotheken mindestens 20 verschiedene Präparate auf. Das ist die Klaviatur, auf der Psychiater:innen spielen müssen. In den 1990er-Jahren gab es einen Innovationsschub mit der Entwicklung von reversiblen MAO-Hemmern, Serotonin-Wiederaufnahmehemmern (SSRI) und wenig später von Noradrenalin-Serotonin-Wiederaufnahmehemmern (NSRI). Diese Gruppe von Medikamenten zeigte einige Vorteile gegenüber den bis dahin marktbeherrschenden Trizyklika (TZA). Diese machten vielen Patient:innen mit erheblichen Nebenwirkungen zu schaffen, wie starke Mundtrockenheit, Herzrasen, Obstipation, Harnverhaltung, Herzrhythmusstörungen und orthostatische Dysregulation.

Die meisten der TZA waren bereits in den 1980er-Jahren aus dem Patentschutz gelaufen und nicht mehr von großem ökonomischen Interesse für die Pharmafirmen, obwohl sie in Klinik und Praxis noch regelmäßig und durchaus erfolgreich angewandt wurden. Die Entdeckung, dass es möglich war, mit bestimmten Substanzen die Inaktivierung des Neurotransmitters Serotonin im synaptischen Spalt zu verhindern und dadurch dort dessen Konzentration zu erhöhen, führte zum Design einer Vielzahl von neuen Medikamenten, die auf diesem Prinzip beruhten. Sie leiteten einen neuen Therapie- und Pharmaboom ein. Da der Wirkungsmechanismus bei allen SSRI letztlich gleich war, musste die Pharmaindustrie bei ihrem Marketing viel Fantasie entwickeln, um mögliche Alleinstellungsmerkmale oder wenigstens Wirkungsschwerpunkte herauszustellen.

Da wurde beispielsweise 1990 ein Antidepressivum eingeführt, das angeblich auch besonders gegen die soziale Phobie wirken sollten, und – welch Zufall! – kurz zuvor war eine neue Diagnose »generalisierte soziale Phobie« in das DSM-III (1987) aufgenommen worden. Eine andere strategische Meisterleistung einer Pharmafirma bestand darin, ein »Sisi-Syndrom« zu inaugurieren, benannt nach Kaiserin Elisabeth von Österreich und Ungarn. Sisi soll im Wesenskern depressiv gewesen sein, hätte ihre Krankheit aber perfekt mit betonter Lebhaftigkeit, wilden Ausritten, weiten Reisen und der Produktion von Gedichten im Stil von Heinrich Heine kompensieren und kaschieren können. Das Sisi-Syndrom schaffte es zwar nicht in die offiziellen Diagnoseklassifikationen, wurde aber in der Laienpresse begierig aufgegriffen. Es weckte Hoffnungen besonders bei Patientinnen, die vielleicht überfordert und mit ihrem Leben unzufrieden, aber bemüht waren, eine perfekte und attraktive Fassade aufrechtzuerhalten. Auch deren Ärztinnen und Ärzte schienen froh zu sein, diesem »undankbaren Patientengut« etwas scheinbar Maßgeschneidertes anbieten zu können. Das entsprechende Antidepressivum erlebte einen Höhenflug. Ob es nicht besser gewesen wäre, wenn die betroffenen Patientinnen eine professionelle psychologische Beratungen aufgesucht oder eine Psychotherapie begonnen hätten, steht auf einem anderen Blatt.

Eine mächtige, von der Pharmaindustrie lancierte und finanzierte »Fortbildungswelle« – mit Tagungen und Workshops auf griechischen Inseln, in Sternerestaurants, Weltkulturerbe-Locations, Medici-Villen, Unikliniken, auf Satellitensymposien bei großen Psychiatriekongressen und weiteren attraktiven Destinationen – rollte über das Land. Psychiatrische Ordinarien und Chefärzte großer Landeskrankenhäuser (im Teilnehmerjargon »Leihmäuler« genannt) priesen auf Kongressen und »Fortbildungsreisen« die neuen Medikamente, betonten deren Spezialitäten, mit denen sie sich scheinbar von anderen abhoben, wiesen auf ihre geringen Nebenwirkungen hin, präsentierten Mengen von PowerPoint-Folien mit Studien, in denen das jeweilige Medikament anderen und Placebo ohnehin überlegen gewesen war. Parallel dazu schwärmten die Pharmareferenten aus und besuchten die niedergelassenen Ärztinnen und Ärzte, teilten ihre Empfehlungen, Hochglanzprospekte und nicht nur Kugelschreiber aus. Auch in der Laienpresse und in reißerischen Buchpublikationen wurden die SSRI als Sensation vorgestellt, zum Teil sogar als Glückspille (Prozac). Dadurch entstand auch von Seiten der Patient:innen Druck auf die Mediziner:innen, diese Wundermittel zu verschreiben. Und es funktionierte. Das Verordnungsvolumen stieg deutlich und stetig an. Während 2006 bei berufstätigen Erwachsenen noch 12,8 Tagesdosen je Versicherungsjahr verordnet wurden, waren es 2021 25,8 Tagesdosen je Versicherungsjahr. Das sind stattliche 101,3 % mehr als zu Beginn der Erhebung (Quelle: Gesundheitsreport der Techniker-Krankenkasse). Inzwischen schluckt jede:r achte bis zehnte Patient:in in Deutschland Antidepressiva (oder bekommt sie zumindest verschrieben).

In der psychiatrischen und epidemiologischen Literatur wird seit Jahren diskutiert, ob die Depression als Krankheit zugenommen hat oder ob sie nur früher und häufiger diagnostiziert wird, weil sowohl die Ärztinnen und Ärzte als auch die Betroffenen besser informiert sind und die Patient:innen sich eher trauen, professionelle Hilfe aufzusuchen und weniger ein Tabu aus ihrem Leiden machen. Wahrscheinlich stimmt beides, innerhalb der Wachstumsrate mag eine tatsächliche Zunahme neuer depressiver Erkrankungen enthalten sein. Aber ein so steiler Anstieg der Verschreibungen lässt sich nicht allein dadurch erklären. Die Depression ist keine ansteckende Infektionskrankheit, die sich epidemieartig von Mensch zu Mensch ausbreitet. Demnach kann diese Steigerungsrate nur bedeuten, dass reichlich Antidepressiva verschrieben werden, die fehlindiziert sind. Die tatsächlich geringen Nebenwirkungen der SSRI und NSRI führen nicht zu Adhärenz-Problemen, sondern erlauben auch den Patient:innen, die ein Antidepressivum eigentlich nicht nötig hätten, es über längere Zeiträume problemlos einzunehmen. Den meisten Menschen geht es nach einer Krise im Berufsleben oder Partnerschaft mit einem nachfolgenden Stimmungstief ohnehin irgendwann besser, egal ob sie Antidepressiva oder Emser Pastillen eingenommen haben.

Mittlerweile wackelt zudem das gesamte Hypothesengebäude um die SSRI und NSRI-Wirkungen. Metaanalysen einschlägiger Studien haben beispielsweise gezeigt, dass die Konzentration dieser Botenstoffe an den angenommenen Wirkorten sich bei Depressiven und Gesunden nicht unterscheidet. Irgendwie helfen Antidepressiva aber offensichtlich dennoch bei Depressionen, und das nicht nur über einen Placeboeffekt. Nur weiß niemand genau, wie. Der schöne, scheinbar elegant zu erklärende Mechanismus der Serotoninwiederaufnahmehemmung lässt sich jedenfalls als Ursache für eine Besserung nicht mehr aufrechterhalten.

Was dabei aber fast völlig unter den Tisch gefallen ist, sind die Probleme, die beim Absetzen der Antidepressiva auftreten können bzw. bei manchen schon fast die Regel sind. Nun wird man sich nicht wundern, dass die Pharmaindustrie bei ihren tatkräftigen Kampagnen für die Zulassung ihrer Präparate und Verbreitung nicht gleich mit kommuniziert hat, wie man diese Medikamente am besten wieder loswird. Zum Teil ist ihr das auch nicht vorzuwerfen, denn bei der Einführung mag es noch kaum Daten über Absetzprobleme gegeben haben. Außerdem sollten die Medikamente nach damaliger Auffassung lange verabreicht werden, weswegen die Aufmerksamkeit für Absetzerscheinungen erst nach einer höheren Latenz wachsen konnte.

Inzwischen gibt es zwar immer noch nicht viele Daten, dafür aber mehr als reichlich klinische Beobachtungen und Erfahrungen dazu. Doch wo und wem sind sie zugänglich? In einem Beitrag der »Nationalen VersorgungsLeitlinie (NVL)S3« mit dem Titel »Unipolare Depression – was ist wichtig für die hausärztliche Praxis?« suchen Sie die Begriffe »Absetzen« oder »Absetzsyndrome« vergeblich. Nota bene: Hausärztinnen und Hausärzte sind die Ansprechpartner, Verschreiber und Langzeitbetreuer für die Patientinnen und Patienten, wenn sie nach der Initialbehandlung bei einem Psychiater langfristig ein Antidepressivum einnehmen. Und sie sind es auch, die dann als Erste mit Beschwerden im Zusammenhang mit der Reduzierung (im Fachjargon »tapering«) oder dem Absetzen konfrontiert werden.

Immerhin gibt die AWMF (Arbeitsgemeinschaft der Wissenschaftlichen Medizinischen Fachgesellschaften) ein »Patientenblatt« zum Thema heraus: »Depression – Antidepressiva – Was ist beim Absetzen zu beachten?«. Ebenso wichtig wäre allerdings ein »Ärzteblatt«, da in der gesamten Berufsgruppe meist entsprechende Erfahrungen und Kenntnisse fehlen.

Es ist also höchste Zeit, dass eine Monographie zu diesem Thema erscheint, und es ist dem italienischen Psychiater Professor Giovanni Andrea Fava zu danken, dass er dieses weltweit erste Buch dazu geschrieben hat. Fava absolvierte seine medizinische Aus- und Weiterbildung in Italien und den USA und war seit 1997 Professor für klinische Psychologie an der Universität von Bologna, seit 1999 zusätzlich klinischer Professor für Psychiatrie an der School of Medicine der University at Buffalo/New York. 30 Jahre lang war er Herausgeber der führenden internationalen Fachzeitschrift »Psychotherapy and Psychosomatics«. Schon früh gründete er in Bologna eine Arbeitsgruppe zum Thema des Taperings und des Absetzens von Antidepressiva. Mit seinem Team und auch persönlich betreute er selbst Patient:innen, die unter Absetzsyndromen litten. Das ist laut Favas Erfahrungen jede/r zweite. Im vorliegenden Buch beschreibt er eine Reihe von Fällen, die einen fatalen Verlauf hätten nehmen können, weil die Absetzsymptomatik nicht als solche erkannt wurde. Stattdessen erhielten die Patient:innen eine Behandlung gegen die Beschwerden, die als unbekannte neue, eigenständige Krankheit interpretiert wurden, was zu einer Polypharmazie mit entsprechenden medizinischen Problemen führte.

Überhaupt hat Fava ein Faible für Fallbeispiele. Sein letztes Buch »Nicht krank ist nicht gesund genug« (Schattauer 2022) ist eine anregende Sammlung von Kasuistiken aus seinem Praxisalltag. Auch im vorliegenden Buch greift er immer wieder auf die Schilderung von Fällen aus seiner eigenen Praxis zurück. Neben dem didaktischen Wert der Schilderung von »erlebten« Therapieepisoden wird ein weiteres Anliegen deutlich: nämlich die Behandlung nicht vorrangig an Leitlinien von Fachgesellschaften zu orientieren. Seine Skepsis gilt zum einen ihrem Zustandekommen: Inwieweit waren Vertreter von Interessengruppen und der Industrie daran beteiligt? Zum anderen beruhen sie auf statistischen Studien wie RCTs (Randomized controlled trials), die letztlich nur einen »durchschnittlichen Patienten« abbilden können (von dem Fava anderenorts gesagt hat, er habe ihn in seiner Praxis noch nie angetroffen). Kontinuierliche und persönliche klinische Erfahrungen auf einer soliden Basis wissenschaftlicher Kompetenz sind für Fava eine unersetzliche Voraussetzung für eine patientengerechte Behandlung.

Nun geht es Fava aber nicht nur darum, die fehlenden oder unzureichenden Kenntnisse im Zusammenhang mit dem Absetzen von Antidepressiva zu vermitteln. Vehement plädiert er auch gegen die Vergeudung von Ressourcen durch die Über- und Fehlversorgung mit Antidepressiva. Das betrifft nicht nur die Ausgaben für diese selbst, sondern es entstehen ja weitere Kosten durch die medizinischen und psychischen

Absetzkomplikationen, ganz abgesehen von dem Gesundheitsrisiko und der massiv beeinträchtigten Lebensqualität der betroffenen Patient:innen. Wenn man von den verfügbaren Statistiken ausgeht (in denen, wie gesagt, die Corona- Auswirkungen noch gar nicht ausreichend berücksichtigt sind), dass tatsächlich etwa jede:r zehnte Erwachsene in Deutschland Antidepressiva einnimmt, so wären das etwa 7 Millionen. Und wenn nach Favas Erfahrungen die Hälfte davon manifeste Absetzsymptome hat, müssten 3–4 Millionen Patientinnen und Patienten davon betroffen sein.

Die Evidenz, dass Psychotherapie bei leichten bis mittelschweren Depressionen ebenso wirksam ist wie die Verordnung von Antidepressiva, ist eindeutig, nur hat sich das in der Versorgung bei weitem noch nicht niedergeschlagen. Bei Patient:innen, die unter zeitweiligen Stimmungstiefs, Schlaf- oder Konzentrationsstörungen, Lustlosigkeit und mangelndem Selbstvertrauen leiden, mögen ihre Hausärzt:innen korrekterweise eine mittelschwere Depression (ICD 32.1) diagnostizieren. Und dann? Wenn sie ihnen dann eine Liste mit niedergelassenen Psychotherapeut:innen übergeben, bei denen sie es »mal versuchen« sollen, schicken sie ihre Patient:innen der Regel auf eine monatelange Telefontour und/oder Warteliste. Und ist es dann verwunderlich, wenn empathische Ärztinnen oder Ärzte sie nicht mit leeren Händen nach Hause schicken mögen, sondern ihnen »wenigstens« eines von diesen modernen, eben als nebenwirkungsarm und risikolos gepriesenen Antidepressiva verschreiben? Der Gedanke an potenzielle gravierende Absetzsymptome liegt dann ja erst mal noch in weiter Ferne, sofern er überhaupt in Erwägung gezogen wird.

Ende der 1990er-Jahre entwickelte Giovanni Fava mit der Well-Being-Therapie (WBT) eine manualisierte niederschwellige Kurzzeittherapie, die acht Sitzungen umfasst. Ziel ist die Förderung der Resilienz der Patient:innen, vor allem im Anschluss an eine stationäre psychiatrische Behandlung oder als Krisenintervention. Seine Erfahrungen mit Menschen, die unter Absetzsyndromen litten und bis zur endgültigen Einstellung der psychopharmakologischen Behandlung eine verlässliche psychologische Begleitung brauchten, gingen in die Entwicklung dieser Therapie mit ein. Im vorliegenden Buch stellt Fava die WBT als einen frühen präventiven Ansatz bereits zu Beginn des Taperings vor.

Virchow schrieb 1848, Politik sei »weiter nichts als Medizin im Großen«. In einer solchen Wechselbeziehung wäre die Politik ihrerseits in der Pflicht, »therapeutische« Eingriffe in Fehlentwicklungen der gegenwärtigen Praxis der Medizin zu leisten. Eine davon ist zweifellos die Kostenexplosion durch die exzessive Verschreibung von vielfach fehlindizierten Antidepressiva mit deren Folgekosten durch behandlungsbedürftige Absetzerscheinungen. In erster Linie geht es zweifellos darum, vermeidbares Leid und verhängnisvolle Spätfolgen bei den Betroffenen zu verhindern. Es handelt sich aber mittlerweile auch um ein Kostenproblem von erheblichem volkswirtschaftlichen Ausmaß.

Statt der Solidargemeinschaft stillschweigend die Kosten für eine solche Fehlversorgung zuzumuten, gäbe es sinnvollere Möglichkeiten, die Mittel einzusetzen. Sie sind ja offensichtlich reichlich vorhanden, wie man aus den bisher nonchalant tolerierten exorbitanten primären und sekundären (Behandlungskosen der Absetzsymptomen) Ausgaben für Psychopharmaka schließen kann. Da wir nun mal evidenzbasiert wissen, dass bei leichten bis mittelschweren Depressionen Psychotherapie ebenso wirksam ist wie psychopharmakologische Behandlungen, wären die gesundheitsökonomischen Ressourcen besser in die psychotherapeutische Fort- und Weiterbildung und die Erleichterung der Niederlassung junger Psycholog:innen sowie Ärztinnen und Ärzte investiert.

Auch Psychotherapien sind nicht immer erfolgreich, aber wie eine Reihe von Studien zeigt, tritt oft bereits nach 4–20 Stunden eine Besserung ein. Über langwierige, schädliche, schwer zu kontrollierende und quälende Absetzsyndrome bräuchten wir uns bei ausreichenden Angeboten an psychotherapeutischen Leistungen jedenfalls keine Gedanken zu machen.

Geleitworte schließen oft mit dem Satz: »Dem vorliegenden Buch ist eine weite Verbreitung zu wünschen.« Eine originellere Formulierung fällt mir hier auch nicht ein. Fest steht: Favas Buch könnte wirklich eine vernünftige und notwendige Wende in der Verordnung und Handhabung von Antidepressiva einleiten.

In diesem Sinne kann der etwas abgegriffene Geleitwortwunsch nach der »weiten Verbreitung« bei diesem Werk nur mit vollkommener Überzeugung bekräftigt werden.

Stuttgart, im März 2023
Wulf Bertram

Inhalt

1 Zugang zum Problem

Als ich vor über 40 Jahren meine psychiatrische Weiterbildung in Italien begann, war die Depression die psychiatrische Störung, die meine Aufmerksamkeit am meisten auf sich zog. 1980 entschloss ich mich, in die USA zu gehen, um dieses Interesse intensiv zu verfolgen – zuerst nach Albuquerque, New Mexico, und dann nach Buffalo, New York State. Dort wurde mir angeboten, eine Abteilung für Depressionen aufzubauen. Ich war davon überzeugt, dass die Depression im Wesentlichen eine episodische Störung wäre, dass es wirksame Mittel zu ihrer Behandlung gibt (Antidepressiva) und dass eine Chronifizierung im Wesentlichen die Folge einer unzureichenden Diagnostik und Behandlung wäre. Wenn ich heute an meine damaligen Überzeugungen denke, wundere ich mich über meine Naivität und klinische Blindheit, wobei diese Ansichten ja damals von praktisch allen Experten auf diesem Gebiet geteilt wurden. Inzwischen haben wir erkannt, dass die Depression im Kern eine chronische Erkrankung ist, mit mehreren akuten Episoden im Verlauf (1).

Als ich in den USA arbeitete, hatte ich tatsächlich eine begrenzte Sicht auf diese Störung (ich untersuchte Patienten, während sie im Krankenhaus waren, hatte aber keine Ahnung, was mit ihnen passierte, wenn sie nach Hause kamen). Als ich mich jedoch Ende der 1980er-Jahre entschloss, nach Italien zurückzukehren und an der Universität Bologna eine Klinik mit der Möglichkeit zur Langzeitbetreuung von Patienten aufzubauen, sah die Sache anders aus. Die Patienten, denen ich Antidepressiva verordnete und von denen ich dann annahm, dass sie vollständig geheilt wären, litten nach einiger Zeit wieder unter Depressionen. Was lief falsch?

Inzwischen weist eine zunehmende Zahl von Studien darauf hin, dass die medikamentöse Behandlung von Depressionen nicht alle Probleme löst und trotz deutlicher Besserung erhebliche Residualsymptome bestehen bleiben (2). Diese Symptome umfassten insbesondere Angst und Reizbarkeit und bedeuteten insgesamt eine Verringerung der Funktionsfähigkeit. Die meisten dieser Restsymptome waren auch in der Prodromalphase der Erkrankung vorhanden gewesen und konnten dann zur Prodromalsymptomatik des Rückfalls werden (2). In den 1990er-Jahren habe ich daher eine Behandlungsstrategie entwickelt, die sich von den damals üblichen Ansätzen unterschied: das sequenzielle Modell (3). Es war ein intensiver, zweistufiger Ansatz, zu dem eine psychotherapeutische Behandlung gehörte, um so Symptome zu verbessern, die durch eine pharmakologische Therapie allein nicht beeinflusst werden konnten. Voraussetzung für diesen Ansatz war, psychotherapeutische Strategien dann einzusetzen, wenn sie am wahrscheinlichsten den entscheidenden und erkennbaren Beitrag zum Wohlbefinden des Patienten leisten und eine weitgehendere Genesung bei der

Behandlung von Restsymptomen erreichen würden (3). Dieser sequenzielle Ansatz unterschied sich von Erhaltungsstrategien zur Verlängerung der klinischen Effekte, die durch Therapien akuter Episoden erzielt worden waren, sowie von Augmentations- oder Ersatzstrategien, wenn die primären Behandlungsstrategien nicht angesprochen hatten.

In den 1990er-Jahren habe ich zwei randomisierte kontrollierte Studien (RCTs) geplant und durchgeführt, die auf dieses sequenzielle Modell der Depressionsbehandlung abzielten: akute episodenbezogene Pharmakotherapie, gefolgt von einer modifizierten Form der kognitiven Verhaltenstherapie im Vergleich zum üblichen klinischen Management. Letzteres bedeutete, dass dem Patienten zwar die gleiche Zeit gewidmet wird, aber keine spezifischen Interventionen angewendet oder Hausaufgaben gestellt werden, während die Antidepressiva reduziert oder abgesetzt wurden (4, 5). Die verwendeten Medikamente waren hauptsächlich trizyklische Antidepressiva (TZAs). Nach der Einführung von TZAs waren nach dem Absetzen dieser Medikamente bald Entzugserscheinungen beobachtet worden (6), und mir wurde klar, dass sie im Rahmen des Ausschleichens oder nach dem Absetzen der Medikamente auftreten könnten (7). Ausgehend von meiner klinischen Erfahrung hatte ich folgendes Protokoll entwickelt: Alle zwei Wochen wurden die Antidepressiva so langsam wie möglich reduziert. Kam es bei einem Patienten beispielsweise mit 150 mg Amitriptylin zur Remission, wurde das Medikament alle zwei Wochen um 25 mg reduziert, bis es ganz abgesetzt wurde. Alle zwei Wochen führte ich auch eine Psychotherapiesitzung durch, bei der ich die Unterbrechung der medikamentösen Therapie überprüfen konnte. Ich habe alle 88 Patienten, die an der Studie teilgenommen haben, persönlich behandelt (4, 5); nur in acht Fällen wurde die Reduzierung aufgrund einer erneuten Manifestation eines depressiven Zustands unterbrochen. Bei sechs Patienten war das Absetzen der TZA einige Monate später nach Abschluss dieser Studie erfolgreich.

Ich hatte die Patienten angewiesen, mich anzurufen, wenn sie eine »Stufe« (einen qualitativen Unterschied zum psychischen Zustand bei der vorherigen Dosierung) wahrnehmen würden. In keinem Fall wurden Entzugserscheinungen beobachtet. Damals schien es daher unwahrscheinlich, dass Antidepressiva beim Ausschleichen oder Absetzen eine Abhängigkeit und Entzugserscheinungen hervorrufen könnten.

In einer anderen Studie, die ich damals durchführte (8), reduzierten wir schrittweise die medikamentöse Therapie von 20 Patienten mit Panik und Agoraphobie, die bisher erfolgreich mit einem Standard-Verhaltensprotokoll und mit Benzodiazepinen (BZ) behandelt worden waren, und beendeten sie schließlich. Die Idee hinter der Studie war, Entzugserscheinungen in einem Kontext zu analysieren, der nicht durch das Wiederauftreten von Angststörungen kontaminiert war. Ein erfolgreiches Absetzen wurde bei 16 Patienten erreicht, aber bei 13 Patienten traten Entzugserscheinungen auf. Bei vier weiteren Patienten konnte das Absetzen nicht fortgesetzt werden. Zu diesem Zeitpunkt war mir klar, dass TZAs und BZs in ihrem Suchtpotenzial sehr unterschiedlich sind.

Das Aufkommen der Antidepressiva der zweiten Generation

In den 1990er-Jahren zeichnete sich jedoch mit der Einführung selektiver Serotonin-Wiederaufnahmehemmer (SSRIs) ein ganz anderes Bild ab. Wir begannen, uns mit den Entzugserscheinungen nach ihrer Reduktion oder Unterbrechung zu beschäftigen. Meine erste Erfahrung war wie ein böses Erwachen (9).

FALLBEISPIEL

Alan war ein 43-jähriger Manager mit einer viermonatigen Vorgeschichte einer schweren depressiven Episode, dem von seinem Hausarzt 40 mg Paroxetin pro Tag verschrieben wurden. Mit dieser Behandlung hatte sich Alan nur teilweise gebessert und wurde daher »wegen etwas Stärkerem« an mich überwiesen. Tatsächlich dachte ich, dass ein TZA, Desipramin, bessere Ergebnisse haben könnte. Ich reduzierte das Paroxetin auf 20 mg und ersetzte es nach drei Tagen durch Desipramin mit einer Anfangsdosis von 50 mg pro Tag. Nach einer Woche mit Desipramin (erhöht auf 100 mg/Tag) rief mich Alan an und bat mich dringend um einen Besuch. Er wollte mir am Telefon nichts sagen, aber ich spürte, dass er sehr besorgt war. Er sagte mir nur: »Ich kann nicht noch eine Nacht wie diese ertragen.« Ich konnte es noch am selben Tag sehen. Er hatte einen heftigen Schwindel, unsicheres Gehen, Schwäche, Muskelschmerzen und hypnagoge visuelle Halluzinationen (abstrakte geometrische Formen oder filmische Szenen beim Einschlafen) erlebt. Alan war entsetzt. »Was geht da vor?«, fragte er mich. Ich dachte an etwas organisches. Alan bestritt, andere Medikamente oder Drogen genommen zu haben, und ich dachte, ich könnte ihm glauben. Ich dachte an eine medizinische Krankheit, aber es gab kein Fieber oder andere Anzeichen. Ich habe eine körperliche Untersuchung gemacht, die aber komplett negativ ausfiel. Ich versuchte ihn dann zu beruhigen, indem ich ihm sagte, dass dies vorübergehende Nebenwirkungen aufgrund des schnellen Medikamentenwechsels seien. Desipramin wurde auf 25 mg/Tag reduziert und dann nach drei Tagen abgesetzt. Ich wollte, dass mein Patient keine Medikamente mehr nimmt. Es dauerte 10 (lange) Tage, bis die neuen Symptome verschwanden. Zu diesem Zeitpunkt begann ich wieder mit Desipramin, das ich langsam und stetig auf 150 mg pro Tag erhöhte. Alan sprach nach vier Wochen perfekt auf die Behandlung an und alle Entzugserscheinungen verschwanden.

Wie Alan fragte ich mich auch, was passiert war. Ich suchte in der Literatur und entdeckte zwei Briefe, die ähnliche – wenn auch weniger heftige – Entzugserscheinungen nach Absetzen von Paroxetin dokumentierten (10, 11). Bei einem in diesen Berichten beschriebenen Patienten (11) kehrte die Zugabe von Fluoxetin die Entzugseffekte von Paroxetin um, was darauf hindeutet, dass das Syndrom über den serotonergen Weg vermittelt werden könnte. Dilsaver (7) postulierte, dass Entzugsphänomene durch cholinerge Mechanismen vermittelt werden könnten, was in Alans Fall jedoch ausgeschlossen wurde, da Desipramin und Paroxetin mit nahezu identischer Affinität an den muskarinischen cholinergen Rezeptor binden (12). Seit Alans Fall habe ich mich jedoch entschieden, beim Ausschleichen von SSRIs vorsichtiger zu sein, indem ich die Methoden anwende, die ich in den sequenziellen Behandlungsstudien bei TZAs angewendet hatte – d. h. so wenig wie möglich alle zwei Wochen (4, 5). Trotz dieser Vorsichtsmaßnahmen haben jedoch alle Arten von SSRIs Entzugserscheinungen ausgelöst, obwohl dies nicht immer der Fall war. In der Literatur wurde eine Welle von Fällen gemeldet, gefolgt von kontrollierten Doppelblinduntersuchungen, die die klinische Welt auf das potenzielle Risiko eines Entzugssyndroms nach dem Absetzen von SSRIs und sogar selektiven Serotonin-Noradrenalin-Inhibitoren (SNRIs) wie Venlafaxin aufmerksam machten, was in mehreren veröffentlichten Artikeln zusammengefasst wurde (13–17).

In den 1990er-Jahren und dann im ersten Jahrzehnt des neuen Jahrtausends hat die Pharmaindustrie große Anstrengungen unternommen, um die Entzugserscheinungen nach dem Absetzen von SSRI und SNRI zu bagatellisieren. Die kommerzielle Strategie bestand darin, den Einsatz von SSRI und SNRI von Depressionen auf andere psychiatrische Störungen (insbesondere Angststörungen) auszuweiten und ihre Verabreichung so lange wie möglich zu verlängern. Die Kunde von einem Gewöhnungsrisiko wäre einer solchen Strategie zuwidergelaufen. Die Entzugsreaktionen wurden prompt in Absetzsyndrome umgetauft, um hervorzuheben, dass es sich um etwas anderes handelte als bei psychotropen Medikamenten (obwohl es keine Belege dafür gab, dass es eine andere Art Abhängigkeit war). Ärzten und Patienten wurde beigebracht, dass sich das Problem nur bei abruptem Absetzen von Antidepressiva manifestiert und dass, wenn Symptome auftreten, diese als Anzeichen eines Rückfalls mit sofortiger Wiedereinführung des Antidepressivums gewertet werden sollten.

Viele Kliniker in allen Fachgebieten und in allen Arten von Praxen konnten spüren, dass mit dem von der pharmazeutischen Industrie und ihren verschwenderischen Experten diktierten Ansatz etwas nicht stimmte. Ich vermute jedoch, dass sie nicht bereit waren, zuzugeben, dass der Kaiser nackt war – da die wissenschaftliche Literatur mit sehr wenigen Ausnahmen einhellig des Kaisers neue Kleider lobte.

Erkenntnisse aus einer klinischen Untersuchung

Mit meiner Kollegin Chiara Rafanelli haben wir eine Studie entwickelt, die derjenigen ähnelt, die für das Absetzen von BZs (8) verwendet wurde, um zu testen, ob es machbar ist, Patienten mit Panikstörung und Agoraphobie dazu zu bringen, SSRIs abzusetzen. Auch hier behandelte ich alle Patienten selbst. Bei 20 Probanden, die erfolgreich mit einem auf Hausaufgabenexposition basierenden standardisierten Verhaltensprotokoll behandelt worden waren und SSRIs eingenommen hatten, wurde die Medikation ausgeschlichen und schließlich abgesetzt (18). Wir hatten das Gefühl, die besten Voraussetzungen für das Absetzen von SSRI zu haben: Die Patienten waren nach einer Art von Psychotherapie, die mit anhaltenden Effekten verbunden war, panikfrei (19), und sie wurden individuell betreut, mit der Möglichkeit, etwaige Symptomatik abzuklären und zu besprechen. Ich habe mich sowohl mit Psychotherapie als auch mit medikamentöser Therapie befasst. Doch die Ergebnisse waren enttäuschend. Neun dieser Patienten (45 %) litten unter Entzugserscheinungen, die bei allen innerhalb eines Monats verschwanden – Ausnahmen blieben die drei Patienten, die Paroxetin einnahmen (18). Diese drei Patienten entwickelten eine Zyklothymie, an der sie nie gelitten hatten, und offenbarten ein Syndrom, das später als anhaltende Post-Entzugsstörung definiert wurde (20) – d. h. die Verlängerung der Entzugssymptome und/oder die Rückkehr der ursprünglichen Symptome in einer höheren Intensität und/oder mit zusätzlichen Symptomen im Zusammenhang mit dem Auftreten einer neuen psychischen Störung. Sie wurden alle mit Clonazepam behandelt: In einem Fall war die Reaktion gut; in einer anderen war sie sehr begrenzt und die Symptome verschwanden, als Paroxetin erneut verabreicht wurde; schließlich brachte Clonazepam im dritten Fall keinen Nutzen, und die Symptome hielten drei Jahre lang an, bevor sie verschwanden (während der Patient sich weigerte, Paroxetin erneut einzunehmen). Nichts Ähnliches war mit Benzodiazepinen passiert: Tatsächlich wurde mit dem Absetzen die Angst verbessert (8), in Übereinstimmung mit der veröffentlichten Literatur (21).

Unsere Ergebnisse standen in krassem Gegensatz zu dem, was die großen Meinungsführer predigten. Nach meiner Erfahrung können sich Entzugserscheinungen auch als sehr allmählicher Rückgang bei Patienten in Remission manifestieren. Bei fast der Hälfte der Patienten waren die Beschwerden schwerwiegend und beeinträchtigend und verschwanden nicht unbedingt innerhalb von 2–3 Wochen. Damit wurde deutlich, wie schwierig es für viele Patienten war, die Einnahme von Antidepressiva abzubrechen. Wenn die Dinge unter diesen Bedingungen schwierig wären, wie schwierig wären sie dann für eine Person, die allein einen eigenen Ausweg sucht? Einige Patienten, die an der Studie teilnahmen, vertrauten mir an, dass sie ohne mich (d. h. ohne jemanden, dem sie vertrauten, dass er ihnen hilft, ihre Agoraphobie loszuwerden), aufgehört hätten, die Medikamente abzusetzen. Ich hatte ihnen die vorübergehende Natur der Phänomene erklärt. Übrigens war unser Artikel nur ein kurzer Beitrag in einer Zeitschrift für Psychopharmakologie im Jahr 2007 (18). Wie konnten wir mit der massiven Propaganda, mit Artikeln in weit verbreiteten Zeitschriften, Vorträgen und Symposien auf Kongressen konkurrieren?

Unsere Erkenntnisse über die Persistenz von Entzugserscheinungen mit der möglichen Erweiterung um neue klinische Phänomene wurden von der Gruppe von Guy Chouinard in Montreal vorweggenommen (22). Einige Monate nach der Veröffentlichung unseres Essays (18) teilte Chouinard mir schriftlich mit, dass er nach Italien kommen und sich freuen würde, mich kennenzulernen. Ich dachte, dies wäre eine außergewöhnliche Gelegenheit: Ich war ein großer Bewunderer seiner bahnbrechenden Arbeit als klinischer Pharmakologe (er hatte Pionierarbeit bei der klinischen Anwendung vieler Psychopharmaka geleistet, darunter Fluoxetin und Clonazepam) und seiner Kreativität, seiner methodischen Strenge und seiner intellektuellen Ehrlichkeit. Chouinard würde nach Parma kommen, nicht weit von Bologna. Ich nahm den Zug und fand ihn am Bahnhof auf mich wartend. Wir fanden ein Café in der Nähe und verbrachten eine Stunde damit, Ideen auszutauschen. Es war ein echter Trost zu hören, dass ich nicht der Einzige war, der einige Annahmen über Entzugsphänomene von SSRIs und SNRIs machte. Leider musste ich nach einem für mich zu kurzem Gespräch den Zug zurück nach Hause nehmen, aber wir begannen eine Zusammenarbeit und eine Freundschaft, die für die Entwicklungen der folgenden Jahre wesentlich war. Ich hatte das Glück, von seinen häufigen Reisen nach Italien profitieren zu können. Als ich an diesem Abend im Zug nach Bologna zurückkehrte, kam mir in den Sinn, was Alan, mein Patient, mich gefragt hatte: »Was geht da vor?« Ich fühlte mich moralisch und intellektuell verpflichtet, eine Antwort zu geben, was auch immer die persönlichen Kosten waren.

Ich war mir vollkommen bewusst, wie der Kampf ausgehen würde. Vor 20 Jahren nahm die Zeitschrift *Psychotherapy and Psychosomatics*, deren Herausgeber ich war, das heutige medizinische Szenario vorweg, das von kommerziellen Interessen dominiert wird, deren Ergebnis eine akademische Oligarchie (Special Interest Groups) ist, die die klinische und wissenschaftliche Information beeinflusst (23). Die Mitglieder dieser Gruppen verhindern aufgrund ihrer Finanzkraft und engen Verbindungen untereinander systematisch die Verbreitung von Daten, die ihren Interessen widersprechen könnten. Unternehmensmächte haben sich mit der akademischen Medizin verfilzt, um eine ungesunde Allianz zu schaffen, die gegen die objektive Berichterstattung über klinische Forschung arbeitet, die Tagungen und Symposien mit dem spezifischen Ziel organisiert, Teilnehmer an Sponsoren zu verkaufen, und die Zeitschriften, Ärzteverbände und verwandte Stiftungen effektiv kontrolliert (durch direkte Unterstützung und/oder Werbung) (24). Solche Phänomene treten in allen Bereichen der Medizin auf, einschließlich der Psychiatrie (25). Wir waren nur eine lockere Gruppe, leiteten ein kleines unabhängiges Magazin, hinterfragten Mainstream-Meinungen und bauten eine Gegenkultur auf – aber ich war entschlossen, die Herausforderung anzunehmen.

Literatur

1. Fava GA, Tomba E, Grandi S (2007). The Road to Recovery from Depression. *Psychother Psychosom*; 76: 260–265.
2. Fava GA, Kellner R (1991). Prodromal Symptoms in Affective Disorders. *Am J Psychiatry*; 148: 823–30.
3. Fava GA (1999). Sequential Treatment: A New Way of Integrating Pharmacotherapy and Psychotherapy. *Psychother Psychosom*; 68; 227–229.
4. Fava GA, Grandi S, Zieleny M, Canestrari M, Murphy MA (1994). Cognitive Behavioral Treatment of Residual Symptoms in Primary Major Depressive Disorder. *Am J Psychiatry*; 151: 1295–1299.

5. Fava GA, Rafanelli C, Grandi S, Conti S, Belluardo P (1998). Prevention of Recurrent Depression with Cognitive Behavioral Therapy. *Arch Gen Psychiatry*; 55: 816–820.
6. Kramer JC, Klein DF, Fink M (1961). Withdrawal Symptoms Following Discontinuation of Imipramine Therapy. *Am J Psychiatry*; 118: 549–550.
7. Dilsaver SC (1990). Heterocyclic Antidepressant, Monoamine Oxidase Inhibitor and Neuroleptic Withdrawal Phenomena. *Prog Neuro-psychopharmacol Biol Psychiatry*; 14: 137–161.
8. Fava GA, Grandi S, Belluardo P, Savron G, Raffi AR et al. (1994). Benzodiazepines and Anxiety Sensitivity in Panic Disorder. *Prog Neuropsychopharmacol Biol Psychiatry*; 18: 1163–1168.
9. Fava GA, Grandi S (1995). Withdrawal Syndromes After Paroxetine and Sertraline Discontinuation. *J. Clin Psychopharmacol*; 15: 374–375.
10. Barr LC, Goodman WK, Price LH (1994). Physical Symptoms Associated with Paroxetine Discontinuation. *Am J Psychiatry*; 151: 289.
11. Keuthen NG, Cyr P, Ricciardi JA, Minichiello WE, Buttolph ML, Jenike MA (1994). Medication Withdrawal Symptos in Obsessive-Compulsive Disorder Patients Treated with Paroxetine. *J Clin Psychopharmacol*; 14: 206–207.
12. Thomas DR, Nelson DR, Johnson AM (1987). Biochemical Effects of the Antidepressant Paroxetine, a Specific 5-Hydroxytryptamine Uptake Inhibitor. *Psychopharmacology*; 93: 193–200.
13. Lojoyeux M, Ades J (1997). Antidepressant Discontinuation. *J Clin Psychiatry*; 58 (suppl 7): 11–16.
14. Zajecka J, Tracy KA, Mitchell S (1997). Discontinuation Symptoms After Treatment with Serotoning Reuptake Inhibitor. *J Clin Psychiatry*; 58: 291–297.
15. Haddad PM (2001). Antidepressant Discontinuation Syndromes. *Drug Safety*; 24: 183–197.
16. Schatzberg AF, Blier P, Delgado PL, Fava M, Haddad PM, Shelton RC (2006). Antidepressant Discontinuation Syndrome. *J Clin Psychiatry*; 67 (suppl 4): 27–30.
17. Warner CH, Bobo W, Warner C, Reid S, Rachal J (2006). Antidepressant Discontinuation Syndrome. *Am Fam Physician*; 74: 449–456.
18. Fava GA, Bernardi M, Tomba E, Rafanelli C (2007). Effects of Gradual Discontinuation of Selective Serotonin Uptake Inhibitors in Panic Disorder with Agoraphobia. *Int J Neuropsychopharmacol*; 10: 835–838.
19. Fava GA, Rafanelli C, Grandi S, Conti S, Ruini C, Mangelli L, Belluardo P (2001). Long-term Outcome of Panic Disorder with Agoraphobia Treated by Exposure. *Psychol Med*; 21: 891–898.
20. Chouinard G, Chouinard VA (2015). New Classification of Selective Serotonin Reuptake Inhibitor Withdrawal. *Psychother Psychosom*; 84: 63–71.
21. Rickels K, Schweizer E, Case G, Greenblatt DJ (1990). Long-term Therapeutic Use of Benzodiazepines: I. Effects of Abrupt Discontinuation. *Arch Gen Psychiatry*; 47: 899–907.
22. Bhanji N, Chouinard G, Kolivakis T, Margolese H (2006). Persistent Tardive Rebound Panic Disorder, Rebound Anxiety and Insomnia Following Paroxetine Withdrawal: A Review of Rebound Withdrawal Phenomena. *Can J Clin Pharmacol*; 13: 69–74.
23. Fava GA (2001). Conflict of Interest and Special Interests Group. *Psychother Psychosom*; 70: 1–5.
24. Fava GA (2016). The Hidden Costs of Financial Conflicts of Interest in Medicine. *Psychother Psychosom*; 85: 65–70.
25. Whitaker R, Cosgrove L (2015). *Psychiatry Under the Influence*. New York: Palgrave MacMillan.

2 Die klinischen Manifestationen des Entzugs nach dem Absetzen von Antidepressiva

EINLEITUNG

Das Absetzen von Antidepressiva ist mit einer Vielzahl von klinischen Symptomen verbunden, die in vielen Fällen die Schwelle zu einem Entzugssyndrom überschreiten. Selektive Serotonin-Wiederaufnahmehemmer (SSRI) und Serotonin-Noradrenalin-Wiederaufnahmehemmer (SNRI) sind die Antidepressiva, die am häufigsten mit diesen Erscheinungen in Verbindung gebracht werden. Die diagnostischen Kriterien für Entzugssyndrome und anhaltende Entzugsstörungen werden beschrieben.

Nach den ersten Berichten über Entzugssyndrome von Antidepressiva Mitte der 90er-Jahre kam es im folgenden Jahrzehnt zu einem Aufschwung von Untersuchungen, Übersichtsarbeiten und Symposien zu diesem Thema. Auf diese Phase folgte dann ein deutlicher Rückgang des Interesses, so als ob die »Epidemie« nicht mehr von öffentlichem Interesse wäre. Die pharmazeutische Industrie war recht erfolgreich bei der Verharmlosung dieser klinischen Ereignisse und entschied sich offensichtlich dafür, diese Themen so wenig wie möglich zu diskutieren.

Ein anderes Phänomen war jedoch auf dem Vormarsch. 1998 hatte ich einen Brief von Charles Medawar erhalten, dem Direktor einer Verbrauchervereinigung im Vereinigten Königreich, dem Social Audit. Er hatte eine Website eingerichtet, auf der Patienten über ihre Reaktionen auf den SSRI-Entzug berichteten, und er hatte einen Bericht über diese gemeinsamen Erfahrungen veröffentlicht (1). Es folgten weitere Websites, insbesondere eine von Adele Framer unter dem Pseudonym Altostrata in den USA initiierte Website (http://survivingantidepressants.org), die Informationen zum Tapering (schrittweise Reduzierung) und Unterstützung durch Gleichgesinnte bei Entzugserscheinungen und langwierigen Entzugssyndromen von Psychopharmaka bot. Außerdem erschien eine von Robert Whitaker initiierte Website (http://madinamerica.com), die eine wichtige Anlaufstelle für Patienten und Kliniker darstellte, um Themen zu diskutieren, die von der Mainstream-Psychiatrie zensiert wurden.

Im Jahr 2002 hatte ich den Brief eines jungen Psychologen erhalten und in der Zeitschrift Psychotherapy and Psychosomatics veröffentlicht, in dem er seine Erfahrungen mit dem Absetzen von Paroxetin mitteilte (2): »Der Beginn der Medikation war einfach. Nach einer besonders schweren Trennung von einer Freundin, die mich einige Wochen lang sehr verstört und lustlos zurückgelassen hatte, verschrieb mir mein Psychiater 20 mg Paroxetin. Die Einnahme des Medikaments wurde Teil meines täglichen Lebens.« (2, S. 237) Als er beschloss, das Medikament abzusetzen (mit einem Zwischenschritt bei 10 mg), sah die Sache allerdings anders aus. Es war ein Albtraum aus Unruhe, Reizbarkeit und körperlichen Empfindungen wie »Zaps«, schockähnlichen Empfindungen, die er beschrieb als »Gefühl von Elektrizität, das mit einem verschwommenen Schwindelgefühl begann und dann meinen ganzen Körper überflutete« (2, S. 237). Die Entzugserfahrungen dauerten vier Wochen, und der Brief schloss mit der Empfehlung, den Patienten vor der Verschreibung eines SSRI über diese Probleme zu informieren, damit sie eine fundierte Entscheidung treffen könnten.

Ich bewunderte den Mut dieses jungen Psychologen, seine Erfahrungen mitzuteilen. Guy Chouinard beschloss, mit Hilfe einer begabten klinischen Psychologin aus meinem Team, Carlotta Belaise, und seiner Tochter Virginie-Anne, einer Psychiaterin, die Websites zu erkunden, die sich mit den Entzugserscheinungen von Antidepressiva befassen (3). Trotz der offensichtlichen Einschränkungen, die diese Quellen hatten (z. B. konnten die Probanden auch andere Medikamente eingenommen haben, klinische Bewertungen waren nicht verfügbar), stellten sie fest, dass sich die Symptome, die in der Literatur berichtet wurden, bestätigen ließen und dass die Erscheinungsformen und die Dauer der Symptome von Patient zu Patient sehr unterschiedlich ausfallen konnten. Sie stellten auch fest, dass die von uns berichteten anhaltenden Störungen nach dem Entzug (4, 5) recht häufig zu sein scheinen. Diese Feststellungen wurden durch einen kürzlich erschienenen Bericht (6) bestätigt, in dem sowohl der Mangel an Informationen für die Patienten als auch die Unfähigkeit, Entzugssyndrome zu diagnostizieren und zu behandeln, skizziert wird – inklusive der daraus resultierenden Tendenz der Patienten, Rat außerhalb des Gesundheitssystems zu suchen, u. a. in Online-Foren.

Eine gravierende Folge der Vernachlässigung durch die Berufsverbände und wissenschaftlichen Gesellschaften bei der Sicherstellung einer angemessenen Versorgung ist in der Tat, dass Patienten, die unter den Ängsten und mentalen Schmerzen bei Entzugssyndromen leiden, wahrscheinlich keine angemessene medizinische Behandlung erhalten und gezwungen sind, sich an Websites, Gruppen und Verbände zu wenden. Diese bieten zwar anerkanntermaßen Unterstützung, sind aber nicht in der Lage, die erforderliche medizinische Kompetenz zu bieten.

So versuchten wir, etwas medizinische Unterstützung und Kompetenz zu vermitteln. Ich war beeindruckt von der Tatsache, dass die verfügbaren Übersichtsarbeiten durch eine selektive Nutzung der Literatur gekennzeichnet waren und eine starke kommerzielle Ausrichtung aufwiesen. In der Tat hatten die meisten Autoren erhebliche finanzielle Interessenkonflikte. Mit Hilfe einiger Mitarbeiterinnen unserer Forschungsgruppe (insbesondere Carlotta Belaise, Jenny Guidi, Emanuela Offidani, Giada Benasi und Marcella Lucente) hielt ich es für wichtig, zwei systematische Übersichten (eine über SSRI, die andere über SNRI) über die einschlägige Literatur zu erstellen. Der Begriff »systematisch« bedeutet, dass wir versucht haben, alle Arbeiten, einschließlich der Fallberichte, die in der wissenschaftlichen Literatur erschienen und in den großen Datenbanken wie PubMed indiziert sind, aufzuspüren und zu berücksichtigen. Natürlich sind auch systematische Übersichten aufgrund der Art der Synthese und Interpretation, die einige Aspekte verstärken und andere vernachlässigen können, letztlich subjektiv. Systematische Übersichten sind auch stark anfällig für finanzielle Interessenkonflikte und oft fehlt ihnen ein Autor, der mit dem Thema klinisch vertraut ist (7). Die Abwesenheit finanzieller Interessenkonflikte und unsere klinische Arbeit bildeten die Grundlage für unsere Synthesen und Interpretationen. Es überrascht nicht, dass die Fertigstellung unserer Arbeiten zwei Jahre in Anspruch nahm.

Guy Chouinard widmete sich der Entwicklung diagnostischer Kriterien, die die Erkennung von klinischen Phänomenen im Zusammenhang mit dem Entzug erleichtern sollten. Er wurde von einem anderen Mitglied unseres Forschungsnetzes, Fiammetta Cosci, unterstützt, die einen Beitrag zu mehreren wichtigen Aspekten leistete.

Die klinischen Manifestationen des Entzugs

Im Jahr 2015 veröffentlichten wir unsere systematische Übersichtsarbeit über Entzugssymptome nach dem Tapering und/oder dem Absetzen von SSRI (Paroxetin, Fluoxetin, Sertralin, Fluvoxamin, Citalopram, Escitalopram) (8). Im Jahr 2018 wurde unsere systematische Übersichtsarbeit zu SNRI (Duloxetin, Venlafaxin, Desvenlafaxin, Milnacipran, Levomilnacipran) veröffentlicht (9). Hengartner et al. (10) merkten an, dass es sich dabei um die ersten systematischen Übersichten handelte, die nach fast 200 Meta-Analysen zur Wirksamkeit von Antidepressiva der neuen Generation erschienen. Die Ergebnisse der beiden Übersichten waren ziemlich ähnlich. Ich fasse sie zusammen:

- Entzugserscheinungen traten bei allen SSRI und SNRI auf. In kontrollierten Studien wiesen jedoch Paroxetin und Venlafaxin im Vergleich zu anderen Antidepressiva deutlich höhere Prävalenzraten auf. Die Prävalenz von Entzugssyndromen schwankte auch zwischen den einzelnen Studien, und ihre korrekte Schätzung wurde in vielen Fällen durch die fehlende Identifizierung der Fälle erschwert.
- Ein allmähliches Auslaufen der Behandlung konnte das Risiko von Entzugserscheinungen nicht ausschließen. Ein signifikanter Vorteil eines schrittweisen Absetzens gegenüber einem abrupten Absetzen konnte weder bei SSRI noch bei SNRI festgestellt werden.
- Die Entzugssymptome umfassten ein breites Spektrum klinischer Erscheinungen (→ folgende Übersicht) und waren nach dem Absetzen von SSRI oder SNRI ähnlich. Es zeigte sich ein breites Spektrum an somatischen Symptomen (z. B. Kopfschmerzen, Schwindel, grippeähnlichen Symptomen, Übelkeit). Auch psychische Symptome traten auf, wie Unruhe, Angst, Panikattacken, Dysphorie, Reizbarkeit, Verwirrung und Verschlechterung der Stimmung. Die Symptome traten in der Regel

innerhalb von drei Tagen nach dem Absetzen des Antidepressivums oder dem Beginn des Absetzens der Medikamente auf. Unbehandelte Symptome konnten mild sein und sich spontan innerhalb von 1–3 Wochen zurückbilden. In anderen Fällen hielten sie jedoch über Monate oder sogar Jahre an, was auf die Existenz anhaltender Entzugsstörungen hindeutet.

- SSRI und SNRI sollten in die Liste der Arzneimittel aufgenommen werden, die potenziell zu Abhängigkeit und Entzugserscheinungen führen können. Die Ergebnisse sollten den Arzt davor warnen, sie bei beispielsweise bei chronischen Schmerzen zu verschreiben, was insbesondere für Duloxetin gilt.
- Der Begriff »Absetzsyndrom« verharmlost die durch SSRI und SNRI induzierten Anfälligkeiten und sollte durch »Entzugssyndrom« ersetzt werden.

NEUE ENTZUGSSYMPTOME NACH DER REDUZIERUNG ODER DEM ABSETZEN VON SSRI ODER SNRI

Allgemein: Schwitzen; grippeähnliche Symptome; Kopfschmerzen; Flush; Schüttelfrost; Müdigkeit; Schwäche; Schmerzen; Unwohlsein; Müdigkeit; Lethargie

Kardiovaskulär: Tachykardie; Schwindel; Benommenheit; Brustschmerzen; Hypertonie; orthostatischeHypotonie; Schwindel; Synkope; Dyspnoe

Gastrointestinal: Übelkeit; Erbrechen; Anorexie, Appetitlosigkeit; Durchfall; Bauchschmerzen/Krämpfe/Distention; weicher Stuhl; Ösophagitis; vermehrter Stuhlgang

Sensorisch: Elektroschocks; Tinnitus; verschwommenes Sehen, Sehveränderungen; »Brain Zaps«; Hyperästhesie; veränderter Geschmack; Juckreiz; stechende Empfindungen; brummendes Geräusch im Kopf

Neuromuskulär: Parästhesien; Myoklonus; Tremor; Koordinationsprobleme; Taubheit; Steifheit; Myalgie; Ataxie; Muskelkrämpfe; Neuralgien; Ruckartigkeit; Arthralgien; Krämpfe; Hemiplegie

Sexuell: vorzeitige Ejakulation; genitale Überempfindlichkeit

Neurologisch: Krampfanfälle; schlaganfallähnliche Symptome

Kognitiv: Verwirrung; Amnesie; verminderte Konzentration; Desorientierung; Lethargie, Schläfrigkeit; Aufmerksamkeitsstörungen; undeutliche Sprache

Affektiv: Angst; Unruhe; Depression; Reizbarkeit; Panik; Derealisierung; Depersonalisierung; Dysphorie; Stimmungsschwankungen; Selbstmordgedanken; Hypomanie, Euphorie; Angst; Nervosität; Anspannung

Verhalten: Unruhe; aggressives Verhalten; Impulsivität; Weinkrämpfe/Wutausbrüche

Schlaf: Schlaflosigkeit; Albträume; Schlafprobleme; lebhafte Träume; Hypersomnie

Psychotik: visuelle/auditive Halluzinationen; Delirium; Katatonie

Im Jahr 2020 gaben Cosci und Chouinard einen Überblick über akute und anhaltende Entzugssyndrome nach Absetzen von Psychopharmaka (11). Sie kamen zu folgenden Schlussfolgerungen:

- Neben TZA, MAO-Hemmern, SSRI und SNRI wurden Entzugssyndrome von jedem anderen Antidepressivum berichtet. In den Fällen, in denen keine spezifische Literatur gefunden wurde (z. B. Vilazodon und Vortioxetin), merkten die Autoren an, dass neue Antidepressiva ähnliche Wirkmechanismen wie die Antidepressiva der ersten und zweiten Generation haben und dass zwischen der Markteinführung eines Medikaments und der Beschreibung von Entzugssyndromen immer eine Verzögerungsphase liegt.
- Ketamin und Esketamin, die von der Food and Drug Administration (FDA) für die Behandlung therapieresistenter Depressionen zugelassen wurden, können als Substanzen mit einem hohen Risiko für Abhängigkeit, Sucht und Entzugssyndrome eingestuft werden. Letztere treten in der Regel innerhalb von 24 Stunden nach dem Absetzen auf und sind durch Symptome wie Craving und Dysphorie gekennzeichnet. Cosci und Chouinard (11) haben ihre Einstufung als Antidepressiva infrage gestellt, und ich stimme ihnen zu: In diesem Buch schließt der Begriff »Antidepressiva« Ketamin und Esketamin nicht ein.
- Entzugsreaktionen im Zusammenhang mit dem Absetzen von Antidepressiva scheinen sich qualitativ nicht von denen zu unterscheiden, die bei anderen Psychopharmaka, wie Benzodiazepinen (BZ), Antipsychotika und Stimmungsstabilisatoren, auftreten. Allerdings wurden nur SSRI, SNRI und Antipsychotika durchgängig mit anhaltenden Entzugsstörungen und potenziell schwerwiegenden Syndromen in Verbindung gebracht, auch im Hinblick auf den klinischen Verlauf. Die mit dem Absetzen von BZ verbundenen Beeinträchtigungen waren dagegen offenbar überwiegend von kurzer Dauer.

Die letztgenannte Schlussfolgerung, die eine frühere spezifische Übersichtsarbeit (12) unterstützt, verdient einen kurzen Kommentar. Benzodiazepine waren aufgrund ihrer weit verbreiteten Anwendung und ihrer begrenzten Kosten eine große Beeinträchtigung für die Vermarktung von SSRI und SNRI bei Angststörungen. Beim direkten Vergleich mit Antidepressiva in kontrollierten Studien erwiesen sich BZ als wirksamer oder gleich wirksam und mit weniger Nebenwirkungen (13). Bei Angstzuständen und/oder leichten Depressionen waren BZ eine valide therapeutische Option (14). Damit begann eine Art Handelskrieg: Das Abhängigkeitspotenzial von BZ wurde dramatisiert und ihre Verschreibung auf jede erdenkliche Weise behindert, trotz des klinischen Werts dieser Medikamentenklasse (15). Die Ärzte lernten auf diese Weise, dass BZ »schlecht« sind und zur Abhängigkeit führen können, wohingegen Antidepressiva keine derartigen Auswirkungen hätten. Dies war wahrscheinlich die spektakulärste Leistung der Propaganda in der Psychiatrie.

Weitere Erkenntnisse lieferte eine weitere systematische Übersichtsarbeit über die Auswirkungen des Absetzens von Antidepressiva, die 2019 veröffentlicht wurde (16). Die Einschlusskriterien waren Artikel, die klare, vergleichbare Daten über die Häufigkeit, Schwere und Dauer des Absetzens von Antidepressiva liefern. Im Gegensatz zu früheren systematischen Übersichten (8, 9) schlossen Davies und Read auch Online-Befragungen ein, was zwar Probleme bei der Qualität der Datenerhebung mit sich brachte, aber die Datengewinnung in eine Welt öffnete, die bis dahin weitgehend unerforscht war. Die Häufigkeit von Entzugserscheinungen schwankte stark (von 27 bis 86 %, mit einem gewichteten Durchschnitt von 56 %). Es wurde festgestellt, dass die Leitlinien für den Einsatz von Antidepressiva im Vereinigten Königreich und in den USA keine angemessenen Informationen enthalten. Davies und Read (16) empfahlen ebenfalls, dass die verschreibenden Ärzte die Patienten umfassend über die Möglichkeit von Entzugserscheinungen informieren sollten.

Definition der klinischen Phänomene nach dem Absetzen von Antidepressiva

Nach dem Absetzen von Antidepressiva kann es bei Patienten zu leichten Beschwerden und Symptomen oder zu einem beeinträchtigenden Entzugssyndrom kommen. Die diagnostischen Kriterien in der Psychiatrie legen einen Schwellenwert für die klinischen Manifestationen von Angsterkrankungen oder Depressionen fest. Kriterien zur Definition von Entzugssyndromen von Antidepressiva wurden von Black et al. bereits im Jahr 2000 vorgeschlagen (17). Diese Kriterien umfassten sowohl somatische Beschwerden (Schwindel, Benommenheit, Schwindel, schockartige Empfindungen, Parästhesien, Müdigkeit, Kopfschmerzen, Übelkeit, Zittern, Durchfall, Sehstörungen) als auch psychische Symptome (Angst, Schlaflosigkeit, Reizbarkeit) und setzten das Vorliegen einer erheblichen Belastung voraus (17). Allerdings wurde erst 2015 eine klare Unterscheidung zwischen Entzugssymptomen und anderen klinischen Phänomenen wie Rückfall und Rebound vorgenommen (18). Guy und Virginie-Ann Chouinard unterschieden die folgenden klinischen Phänomene:

- Auftreten neuer Symptome, die sich auf die Liste in der Übersicht (S. 23) beziehen und bis zu sechs Wochen andauern können (neue Entzugssymptome)
- Wiederauftreten der ursprünglichen Symptome (z.B. Angst, Panik, Depression, Zwangsvorstellungen) in größerer Intensität als vor der Behandlung (Rebound-Symptome)
- Fortdauer der neuen Entzugssymptome über sechs Wochen hinaus und/oder Auftreten neuer Symptome oder Störungen (anhaltende Entzugsstörung)
- Wiederauftreten der Episode, die mit Antidepressiva behandelt wurde (Rezidiv)

Guy und Virginie-Ann Chouinard formulierten Diagnosekriterien für die ersten drei klinischen Erscheinungsformen.

Fiammetta Cosci entwickelte ein halbstrukturiertes Forschungsinterview zur Erleichterung einer solchen Beurteilung, das eine ausgezeichnete Interrater-Übereinstimmung erzielte (19). Cosci und Chouinard (11) haben dieses Interview in der klinischen Praxis ausgiebig genutzt und die ursprünglichen Kriterien anschließend verfeinert (18).

Die diagnostischen Kriterien für neue Entzugssymptome und die anhaltende Entzugsstörung werde ich beschreiben und diskutieren. Da Rebound-Symptome in unseren Übersichtsarbeiten (8, 9) und in der klinischen Praxis bei Antidepressiva nur von begrenzter Bedeutung waren (bei anderen Medikamenten wie BZ scheinen sie jedoch wichtiger zu sein), verweisen wir auf die ursprüngliche Quelle (11) für deren Diskussion. Neue Entzugssymptome sind in der Regel von kurzer Dauer (bis zu 6 Wochen), vorübergehend und reversibel. Die diagnostischen Kriterien für ein Entzugssyndrom (→Übersicht unten) erfordern das Vorhandensein von mindestens zwei Symptomen, im Allgemeinen sind es jedoch viel mehr. Sie können bei jeder Art antidepressiver Medikation auftreten, insbesondere aber bei SSRI und SNRI. Bei den SSRI wird Paroxetin am ehesten mit einem Entzugssyndrom in Verbindung gebracht, während Fluoxetin am seltensten auftritt (8, 11). Bei den SNRI löst Venlafaxin am ehesten Entzugssyndrome aus (9, 11). Der Höhepunkt des Beginns kann variabel sein und wird von der Halbwertszeit des Medikaments beeinflusst: Er kann 36 Stunden bis 7–10 Tage nach dem Absetzen des Medikaments auftreten. Ich habe auch verschiedene Fälle gesehen, bei denen einige Monate nach dem Absetzen wie aus heiterem Himmel neue Entzugserscheinungen mit charakteristischen Symptomen, wie z. B. »Gehirn-Zaps« (schockähnliche Empfindungen, vgl. S. 23), auftraten.

DIAGNOSTISCHE KRITERIEN FÜR DAS ENTZUGSSYNDROM BEI ANTIDEPRESSIVEN MEDIKAMENTEN (MOD. NACH [10] UND [17])

Das Vorliegen der folgenden Merkmale, die bei einer Reduzierung der Dosis, dem Absetzen oder dem Wechsel eines Antidepressivums auftreten, ist erforderlich:

A) Vorliegen von mindestens zwei neuen Entzugssymptomen (→Übersicht auf S. 23), d. h. Symptomen, die vor Beginn oder während der Behandlung nicht aufgetreten sind.
B) Die Symptome treten innerhalb von 1–10 Tagen nach Reduzierung, Absetzen oder Umstellung eines Antidepressivums auf (je nach Wirkdauer des Medikaments) und dauern bis zu sechs Wochen an (je nach Eliminationshalbwertszeit des Medikaments).
C) Die Symptome verursachen einen klinisch signifikanten Leidensdruck.
D) Die Symptome sind nicht auf einen allgemeinen medizinischen Zustand zurückzuführen und lassen sich nicht besser durch eine andere psychische Störung oder Substanzkonsum erklären.

Anhaltende Entzugsstörungen (→folgende Übersicht) wurden bei der Einnahme von SSRI- und SNRI-Medikamenten sowie bei anderen Antidepressiva beschrieben (2–5, 8, 9, 18, 20–22). Am häufigsten waren Paroxetin und Venlafaxin betroffen. Ihr klinisches Erscheinungsbild war sehr unterschiedlich. Manchmal handelt es sich bei diesen Störungen einfach um die Verlängerung von Entzugssyndromen, die beim Absetzen von Antidepressiva aufgetreten waren. In anderen Fällen handelt es sich jedoch um psychiatrische Symptome oder sogar um Störungen, die vor der Behandlung nie aufgetreten waren. Darunter waren eine schwere depressive Störung oder Zyklothymie bei einem Patienten, der wegen einer Angststörung mit Antidepressiva behandelt wurde und nie zuvor Stimmungsstörungen hatte, sowie pathologisches Glücksspiel und generalisierte Angststörung bei Patienten, die wegen Stimmungsstörungen behandelt wurden, ohne dass in der Vorgeschichte derartige Störungen aufgetreten waren (11, 20, 21). Es ist anzumerken, dass das Auftreten neuer Entzugssymptome kurz nach dem Absetzen von Antidepressiva nicht immer charakteristisch für die Post-Entzugssymptomatik ist: Neue Störungen können auch Monate später auftreten, ohne dass eine Prodromal-Entzugssymptomatik vorliegt. Ich habe auch beobachtet, dass anhaltende Störungen nach dem Entzug einen intermittierenden (Wellen-)Verlauf haben können: Sie verblassen und verschwinden scheinbar, um einige Monate später wieder aufzutreten. Diese Erscheinungen weisen auf die Komplexität und Variabilität der Post-Entzugssymptomatik hin.

DIAGNOSTISCHE KRITERIEN FÜR EINE ANHALTENDE ENTZUGSSTÖRUNG NACH ABSETZEN EINES ANTIDEPRESSIVUMS (MOD. NACH [10] UND [17]

Das Vorliegen der folgenden Merkmale, die bei Absetzen oder Wechsel eines Antidepressivums auftreten, ist erforderlich:

A) Vorliegen von mindestens zwei neuen Entzugssymptomen (→ Übersicht auf S. 23), die vor Beginn oder während der Behandlung nicht aufgetreten sind und deren Dauer mehr als 6 Wochen beträgt; und/oder Wiederauftreten der ursprünglichen Symptome in größerer Intensität; und/oder Auftreten neuer Symptome/Störungen, die zuvor nicht vorhanden waren.

A) Die Symptome verursachen einen klinisch bedeutsamen Leidensdruck.

B) Die Symptome sind nicht auf einen allgemeinen medizinischen Zustand zurückzuführen und lassen sich nicht besser durch eine andere psychische Störung oder Substanzkonsum erklären.

Das Phänomen der anhaltenden Post-Entzugsstörung kann sich auch auf das Vorhandensein sexueller Funktionsstörungen nach dem Absetzen von SSRI und SNRI erstrecken (23), die erstmals im Jahr 2006 beschrieben wurden (24) und häufig als Syndrom der sexuellen Post-SSRI-Dysfunktion (PSSD) bezeichnet werden. Das Syndrom ist gekennzeichnet durch eine verminderte oder fehlende Libido, genitale Anästhesie, Taubheitsgefühl in den Brustwarzen, Orgasmusstörungen (im Sinne von Anorgasmie oder anhedonischem Orgasmus), Erektionsstörungen, verzögerte oder vorzeitige Ejakulation, Hodenschmerzen oder -atrophie bei Männern, mangelnde Lubrikation bei Frauen und psychische Symptome wie Anhedonie, Konzentrationsschwierigkeiten, Gedächtnisprobleme oder die Unfähigkeit, sexuelle Stimulation durch den Anblick, die Berührung oder die Vorstellung eines Sexualpartners zu spüren (24–26).

Die qualitative Erfahrung des Entzugs

Vor ein paar Jahren hielt ich an einer amerikanischen medizinischen Hochschule einen Vortrag über das sequenzielle Behandlungsmodell. Während meines Vortrags erwähnte ich die Entzugsreaktionen beim Absetzen von Antidepressiva. Am Ende der Vorlesung kam ein Medizinstudent der lokalen Universität zu mir. Die Situation war an sich sehr ungünstig für eine solche Offenlegung, aber er konnte nicht widerstehen, seine Geschichte zu erzählen. Während seiner Zeit als Medizinstudent hatte er eine schwierige Zeit durchgemacht, weil sich familiäre, finanzielle und emotionale Probleme häuften. Sein Hausarzt hatte ihm Sertralin verschrieben. Es schien ihm besser zu gehen, er bestand einige Prüfungen und beschloss, es eine Zeit lang einzunehmen. Dann beschloss er, das Medikament abzusetzen (er war in die medizinische Fakultät aufgenommen worden, und die Dinge schienen sich zu bessern), aber einige Tage, nachdem er es abgesetzt hatte, erlebte er etwas, das er als »schreckliche Erfahrung« bezeichnete. Er erklärte mir, dass es sich nicht nur um Symptome handelte, sondern um »unerträgliche Schmerzen«. Ich verstand, was er meinte: mentale Schmerzen, eine der schlimmsten Erscheinungsformen des Leidens (27). Er beschloss, den Ausstieg nicht mehr zu versuchen, weil er diese Gefühle nicht noch einmal erleben wollte. Ich hatte gerade noch die Zeit, ihm meine Karte zu geben und ihn zu bitten, mir zu schreiben. Das hat er nie getan. Ich hätte ihm sagen sollen, dass es einen Ausweg gibt, dass ein Weg gefunden werden kann, die Intensität der Symptome zu verringern. Meine verpasste Nachricht war einer der Gründe, die mich dazu veranlassten, dieses Buch zu schreiben.

Literatur

1. Medawar C (1997). The antidepressant web. Int J Risk Safety Med; 10: 75–126.
2. Shoenberger D (2002). Discontinuing paroxetine: a personal account. Psychother Psychosom; 71: 237–208.
3. Belaise C, Gatti A, Chouinard VA, Chouinard G (2012). Patient online report of selective serotonin reuptake inhibitor (SSRI) induced persistent postwithdrawal anxiety and mood disorders. Psychother Psychosom; 81: 386–388.
4. Bhanji N, Chouinard G, Kolivakis T, Margolese H (2006). Persistent tardive rebound panic disorder, rebound anxiety and insomnia following paroxetine withdrawal: a review of rebound withdrawal phenomena. Can J Clin Pharmacol; 13: 69–74.
5. Fava GA, Bernardi M, Tomba E, Rafanelli C (2007). Effects of gradual discontinuation of selective serotonin reuptake inhibitors in panic disorder with agoraphobia. Int J Neuropsychopharmacol; 10: 835–838.
6. Guy A, Brown M, Lewis S, Horowitz M (2020). The ›patient voice‹: patients who experience antidepressant withdrawal symptoms are often dismissed, or misdiagnosed with relapse, or a new medical condition. Ther Adv Psychopharmacology; 10: 2045125320967183.

7. Fava GA (2020). The decline of pluralism in medicine: dissent is welcome. Psychother Psychosom; 89: 1–5.
8. Fava GA, Gatti A, Belaise C, Guidi J, Offidani E (2015). Withdrawal symptoms after Selective Serotonin Reuptake Inhibitor discontinuation: a systematic review. Psychother Psychosom; 84: 72–81.
9. Fava GA, Benasi G, Lucente M, Offidani E, Cosci F, Guidi J (2018). Withdrawal symptoms after Serotonin-Noradrenaline Reuptake Inhibitors discontinuation. Psychother Psychosom; 87: 195–203.
10. Hengartner MP, Davies J, Read J (2019). Antidepressant withdrawal – the tide is finally turning. Epidemiol Psych Sci; 29: e52.
11. Cosci F, Chouinard G (2020). Acute and persistent withdrawal syndromes following discontinuation of psychotropic medications. Psychother Psychosom; 89: 283–306.
12. Nielsen M, Hansen EH, Goztsche PC (2012). What is the difference between dependence and withdrawal reactions? A comparison of benzodiazepines and selective serotonin re-uptake inhibitors. Addiction; 107: 900–908.
13. Offidani E, Guidi J, Tomba E, Fava GA (2013). Efficacy and tolerability of benzodiazepines versus antidepressants in anxiety disorders. Psychother Psychosom; 82: 355–362.
14. Benasi G, Guidi J, Offidani E, Balon R, Rickels K, Fava GA (2018). Benzodiazepines as a monotherapy in depressive disorders: a systematic review. Psychother Psychosom; 87: 65–74.
15. Balon R, Chouinard G, Cosci F, Dubovsky SL, Fava GA, Freire RC, Greenblatt DJ, Krystal JH, Nardi AE, Rickels K, Roth T, Salzman C, Shader R, Silberman EK, Sonino N, Starcevic V, Weintraub SJ (2018). International Task Force on Benzodiazepines. Psychother Psychosom; 87: 193–194.
16. Davies J, Read J (2019). A systematic review into the incidence, severity, and duration of antidepressant withdrawal effects: are guidelines evidence-based? Addictive Behav; 97: 111–121.
17. Black K, Shea C, Dursun S, Kutcher S (2000). Selective serotonin reuptake inhibitor discontinuation syndrome: proposed diagnostic criteria. J Psychiatr Neurosci; 25: 255–261.
18. Chouinard G, Chouinard VA (2015). New classification of Selective Serotonin Reuptake Inhibitor withdrawal. Psychother Psychosom; 84: 63–71.
19. Cosci F, Chouinard G, Chouinard V-A, Fava GA (2018). The Diagnostic clinical Interview for Drug Withdrawal 1(DID-W1)-New Symptoms of Selective Serotonin Reuptake Inhibitors (SSRI) or Serotonin Noradrenaline Reuptake Inhibitors (SNRI): inter-rater reliability. Riv Psichiat; 53: 95–99.
20. Fava GA, Bernardi M, Tomba E, Rafanelli C (2007). Effects of gradual discontinuation of selective serotonin reuptake inhibitors in panic disorder with agoraphobia. Int J Neuropsychopharmacol; 10: 835–838.
21. Belaise C, Gatti A, Chouinard VA, Chouinard G (2014). Persistent postwihdrawal disorders induced by paroxetine, a selective serotonin reuptake inhibitor, and treated with specific cognitive behavioral therapy. Psychother Psychosom; 83: 247–248.
22. Stockmann T, Odegbaro D, Timini S, Moncrieff J (2018). SSRI and SNRI withdrawal symptoms reported on an internet forum. Int J Risk Saf Med; 29: 175–180.
23. Patacchini A, Cosci F (2020). A paradigmatic case of Post-selective serotonin reuptake inhibitors sexual dysfunction or withdrawal after discontinuation of Selective Serotonin Reuptake Inhibitors? J Clin Psychopharmacol; 40: 93–95.
24. Csoka AB, Shipko S (2006). Persistent sexual side effects after SSRI discontinuation. Psychother Psychosom; 75: 187–188.
25. Healy D, Le Noury J, Mangin D (2018). Enduring sexual dysfunctions after treatment with antidepressants, 5-alpha reductase inhibitors and isotretinoin: 300 cases. Int J Risk Saf Med; 29: 125–134.

26. Rothmore J (2020). Antidepressant-induced sexual dysfunction. Med J Australia; 212: 329–334.
27. Sensky T (2020). Mental pain and suffering. Psychother Psychosom; 89: 337–344.

3 Die klinischen Manifestationen der Verhaltenstoxizität

EINLEITUNG

Entzugssyndrome und anhaltende Störungen nach dem Entzug können mit dem Verlust der Wirksamkeit von Antidepressiva, paradoxen Wirkungen, dem Übergang zu einem bipolaren Verlauf, zu Therapieresistenz und refraktären Verläufen einhergehen. Alle diese Erscheinungen scheinen miteinander verbunden zu sein und können unter dem Begriff der Verhaltenstoxizität zusammengefasst werden. Das Konzept der iatrogenen Komorbidität bezieht sich auf ungünstige Veränderungen im Verlauf, in den Merkmalen und im Ansprechen auf die Behandlung einer Krankheit, die mit zuvor verabreichten Therapien zusammenhängen können. Solche Anfälligkeiten können sich während der Verabreichung der Behandlung und/oder nach deren Absetzen manifestieren.

In den meisten Fällen, in denen in der Psychiatrie diagnostische Überlegungen angestellt werden, endet der Prozess mit der Feststellung einer Störung, die häufig unter einer Rubrik des Diagnostischen und Statistischen Manuals Psychischer Störungen (DSM) subsumiert wird (1). Der diagnostische Prozess könnte also einfach zu einer DSM-5-Diagnose des Antidepressiva-Absetzsyndroms führen, egal wie veraltet und ungenau dieser 2013 veröffentlichte Katalog auch sein mag. Oder es könnte in den diagnostischen Konfigurationen ausgedrückt werden, die wir im vorherigen Kapitel beschrieben haben. Alvan Feinstein (2), der Vater der klinischen Epidemiologie und einer der bedeutendsten Ärzte der USA im vergangenen Jahrhundert, bemerkte jedoch, dass aufmerksame Kliniker in der Medizin bei der Erstellung einer Diagnose selten von einer klinischen Manifestation zu einem diagnostischen Endpunkt springen. Die klinische Argumentation durchläuft eine Reihe von »Umsteigestationen«, in denen mögliche Verbindungen zwischen den vorliegenden Symptomen und anderen klinischen Manifestationen hergestellt werden. Diese Stationen stellen eine Pause zur Überprüfung dar oder es folgt ein Wechsel in eine andere Richtung (2). Als ehemaliger Schüler von Georg Engel habe ich gelernt, dass die klinische Beobachtung die vernachlässigte Grundmethode der Medizin ist (3). Als ich mich mit Entzugsreaktionen nach dem Absetzen von Antidepressiva beschäftigte, war ich von einer Reihe von klinischen Merkmalen beeindruckt, die entweder zum Zeitpunkt des klinischen Ereignisses oder in der Anamnese des Patienten auftraten. Bei der Analyse der Literatur über das Absetzen von Antidepressiva habe ich gezielt nach diesen klinischen Manifestationen gesucht.

Assoziierte klinische Manifestationen von Entzugsreaktionen

In der Literatur (4–6) wurden eine Reihe klinischer Phänomene gefunden, die mit Entzugserscheinungen beim Reduzieren oder Absetzen von Antidepressiva in Verbindung gebracht werden: Verlust der antidepressiven Wirksamkeit, paradoxe Effekte, Wechsel zu einem bipolaren Verlauf, Resistenz und Refraktärität. Der Erörterung jedes klinischen Ereignisses wird ein Fallbeispiel aus unserem Programm für affektive Störungen vorangestellt. Da es an spezifischen Studien mangelt, sollten wir natürlich nicht vergessen, dass solche Assoziationen auch rein zufällig sein könnten.

Verlust der klinischen Wirksamkeit während der Erhaltungstherapie

FALLBEISPIEL

Sarah war eine 34-jährige Sekretärin, verheiratet und hatte ein Kind. Sie litt unter wiederkehrenden Episoden einer schweren Depression, die auf eine antidepressive Medikation ansprachen. Nach der dritten Episode schlug ihr Hausarzt vor, die Behandlung mit Citalopram 20 mg/Tag auf unbestimmte Zeit fortzusetzen. Ein paar Jahre lang ging es ihr gut, doch dann traten wieder depressive Symptome auf. Ihr Arzt erhöhte die Dosierung von Citalopram auf 40 mg pro Tag, was zunächst zu einer gewissen Verbesserung führte, dann aber keine Linderung mehr brachte. Sarah war bei der Einnahme ihrer Medikamente sehr zuverlässig, und es gab zu diesem Zeitpunkt keine wichtigen Ereignisse in ihrem Leben. Zur Untersuchung und Behandlung überwies ihr Hausarzt die Patientin an unser Programm für affektive Störungen. Nach der Untersuchung beschloss ich, Citalopram zu reduzieren und abzusetzen, während Sarah mit einer aufeinander folgenden Kombination aus kognitiver Verhaltenstherapie und Well-Being-Therapie (7, 8) begann. Während des Absetzens traten bei ihr Entzugssymptome auf, insbesondere Flush, Unwohlsein, »zerebrale Stromstöße« (Zapping) und Muskelkrämpfe, die beim Absenken der Schwelle zu einem schweren Entzugssyndrom (9) führten. Das Syndrom hielt etwa einen Monat an, bevor es abklang.

Das Wiederauftreten von depressiven Symptomen während einer antidepressiven Erhaltungstherapie ist ein häufiges und ärgerliches klinisches Problem (10). Ein Patient, dem es unter der pharmakologischen Erhaltungstherapie gutgeht, kann trotz seiner Therapietreue einen Rückfall erleiden. In der Psychiatrie wurde der Begriff »Tachyphylaxie« (die fortschreitende Abnahme der Reaktion auf eine bestimmte Medikamentendosis nach wiederholter Verabreichung einer pharmakologisch oder physiologisch wirksamen Substanz) auch verwendet, um einen Rückfall während der Erhaltungstherapie oder eine klinische Verschlechterung, die durch Symptome wie Apathie und Müdigkeit gekennzeichnet ist, zu beschreiben (11). Die Verwendung dieses Begriffs ist jedoch fragwürdig, da seine griechische Wurzel einen schnellen, raschen Wirkungsverlust suggeriert, denn das Phänomen nimmt im Gegenteil mit der Dauer der Behandlung zu. In einer Meta-Analyse von Studien zur Erhaltungstherapie stieg das Risiko eines Rückfalls von 23 % innerhalb eines Jahres auf 34 % in zwei Jahren und 45 % in drei Jahren (12). Der Begriff »Toleranz« wäre am besten geeignet, wird aber wegen seiner möglichen Anspielung auf die Abhängigkeit sorgfältig vermieden.

Eine intuitive klinische Strategie zur Lösung des Problems besteht darin, die Dosierung des Antidepressivums zu erhöhen, aber diese therapeutische Wahl führt wahrscheinlich nur zu einer vorübergehenden Lösung (13), wie es bei Sarah der Fall war. In zwei kontrollierten Pilotuntersuchungen (14, 15) erwies sich jedoch eine Psychotherapie (in einem Fall die sequenzielle Kombination von kognitiver Verhaltenstherapie und Well-Being-Therapie und in einem anderen Fall eine Familienintervention) ohne Änderung des Medikamentenregimes als deutlich wirksamer als eine Dosiserhöhung. Bei depressiven Patienten, die während der Behandlung mit Antidepressiva einen Verlust der klinischen Wirkung erlebt hatten, konnte so eine anhaltende Remission erzielt werden.

In der Tat bekam Sarah trotz des stürmischen Anfangs mit ihrem Entzugssyndrom die Psychotherapie gut und sie erreichte eine dauerhafte Remission.

Paradoxe Auswirkungen

FALLBEISPIEL

Emma war eine 23-jährige, alleinstehende Studentin der Ingenieurwissenschaften. Im Hinblick auf ihren Studiengang und ihre Zukunft wurde sie zunehmend ängstlich und demoralisiert. Ihr Hausarzt verschrieb ihr Venlafaxin 75 mg/Tag. Nach ein paar Wochen ging es ihr besser. Einige Monate später entwickelte sie jedoch einen Zustand einer tiefen Apathie, verbunden mit allgemeinem Interessenverlust und Einschlafproblemen. Ihr Arzt erhöhte das Venlafaxin auf 150 mg/Tag. Als sich ihr Zustand verschlechterte, wurde sie an unser Programm überwiesen. Ich führte ihre Apathie auf eine Nebenwirkung von Venlafaxin zurück (16) und beschloss daher, das Medikament alle zwei Wochen in den kleinstmöglichen Schritten (um 37,5 mg/Tag) zu reduzieren und gleichzeitig Clonazepam zu verschreiben (0,5 mg zweimal täglich). Emma begann außerdem mit einer aufeinander folgenden Kombination aus kognitiver Verhaltenstherapie und Well-Being-Therapie (7, 8). Nach dem Absetzen des Medikaments durchlief sie ein schweres Entzugssyndrom (gekennzeichnet durch zerebrale »Stromstöße«, grippeähnliche Symptome, Schwindel, Überempfindlichkeit gegen Berührungen), das sich zu einer anhaltenden Entzugsstörung (9) ausweitete, die drei Jahre lang anhielt. Die Apathie besserte sich jedoch langsam und ging zurück.

Der Fall veranschaulicht das Auftreten paradoxer Wirkungen wie Apathie während der Behandlung mit Antidepressiva, wie auch in doppelblinden, placebokontrollierten Untersuchungen zu Fluoxetin (17) und Sertralin (18) berichtet wurde. Das Konzept der durch Antidepressiva induzierten tardiven Dysphorie weist darauf hin, dass die Symptomatik durch das Absetzen des Antidepressivums rückgängig gemacht werden kann (19). Im Fall von Emma ließ die Apathie nach, als Venlafaxin abgesetzt wurde, aber dies ist nicht unbedingt in jedem Fall der Fall: Paradoxe Effekte können fortbestehen und eine anhaltende Entzugsstörung aufbauen oder verstärken. Ihre Entzugssymptome entwickelten sich jedoch zu diesem Syndrom.

Während der Behandlung einer Panikstörung mit Fluvoxamin (20) wurde das Auftreten depressiver Symptome bei 7 von 80 Patienten (9 %) berichtet. Interessant ist, dass diese Patienten vor der Behandlung mit Fluvoxamin weder in der Vergangenheit noch aktuell an einer Depression litten. Die Symptome besserten sich, als Fluvoxamin abgesetzt wurde und trizyklische Antidepressiva (TZA) oder Clonazepam als Behandlung eingesetzt wurden. Die depressiven Symptome traten wieder auf, wenn Fluoxetin verabreicht wurde (20). Ähnliche Beobachtungen wurden bei der Verwendung von TZA bei Angststörungen gemacht (21).

1968 untersuchten Alberto Di Mascio et al. (22) die Wirkung von Imipramin in einem doppelblinden, placebokontrollierten Verfahren bei Personen, die in Bezug auf den Grad der Depression sehr heterogen waren. Imipramin führte bei den Personen mit den niedrigsten Depressionswerten zu einer Zunahme der Depression. Diese bahnbrechende frühe Pilotstudie legt die Möglichkeit nahe, dass Antidepressiva bei minimalen depressiven Symptomen mehr schaden als nutzen können.

Übergang in einen bipolaren Verlauf

FALLBEISPIEL

Robert war ein 28-jähriger Buchhalter ohne bipolare Störung in der Vergangenheit oder in der Familie, aber mit einer charakteristischen Neigung zu Perfektionismus und zu zwanghafter Kontrolle. Er war verheiratet und hatte keine Kinder. Aufgrund einiger unerwarteter beruflicher Veränderungen entwickelten sich seine Gewohnheiten zu einer ausgeprägten Zwangsstörung, die sein Funktionieren erheblich beeinträchtigte. Sein Hausarzt verschrieb ihm Citalopram 20 mg/Tag und erzielte damit einige Monate lang gute Ergebnisse. Robert beschloss, auch angesichts einiger positiver Veränderungen am Arbeitsplatz, das Antidepressivum in zwei Schritten abzusetzen, ohne seinen Arzt zu konsultieren. Einige Tage nach dem Absetzen zeigte er sowohl hypomanische Symptome (Unruhe, Aktivierung, schlechter Schlaf, Konzentrationsschwäche) als auch Entzugserscheinungen (Übelkeit, Durchfall, Magenkrämpfe, Schwindel, Herzklopfen). Die Symptomatik zog sich über mehrere Wochen hin, bevor er sich entschloss, Hilfe zu suchen.

Die Behandlung mit antidepressiven Medikamenten wurde mit der Entwicklung einer Manie oder anderer Formen exzessiver Verhaltensaktivierung in Verbindung gebracht (23). Eine systematische Übersichtsarbeit und Meta-Analyse untersuchte Hypomanie, Manie und Hyperaktivität bei Kindern und Jugendlichen während einer Behandlung mit Antidepressiva (24). Dabei zeigte sich, dass die Raten übermäßiger Erregungsaktivierung unter Antidepressiva sowohl bei Angstzuständen (13,8 %) als auch bei Depressionen (9,8 %) deutlich höher waren als unter Placebos (5,2 bzw. 1,1 %) (24). Folglich stellen Verhaltensaktivierung, Hypomanie und Manie unabhängig von der individuellen oder familiären Vorgeschichte einer bipolaren Erkrankung ein durchgängig erhöhtes Risiko dar. Dieses Risiko steht im Widerspruch zu dem weit verbreiteten klinischen Einsatz von Antidepressiva bei Angststörungen, insbesondere bei jüngeren Patienten.

Trotz gleichzeitiger stimmungsstabilisierender Behandlung kann auch das Absetzen von Antidepressiva eine Hypomanie oder Manie auslösen (25, 26). Das Syndrom kann selbstlimitierend sein, mit der Wiedereinnahme von Antidepressiva abklingen oder eine spezielle antimanische Behandlung erfordern. Eine Stimmungsaufhellung kann auch bei einer Verringerung der Antidepressivadosis auftreten (27). Im Fall von Robert hielt das Syndrom an, hörte auch bei erneuter Gabe des Antidepressivums nicht auf und erforderte den Einsatz von Lithiumcarbonat.

Resistenz

FALLBEISPIEL

Mary war eine 56-jährige Frau, die in einem Modehaus arbeitete. Sie war verheiratet und hatte drei Kinder. Einige Monate nach dem Tod ihrer Mutter litt sie an einer schweren Depression. Sie wurde sechs Monate lang mit Fluoxetin 20 mg/Tag behandelt und berichtete über zufriedenstellende Ergebnisse. Die Medikation wurde abrupt abgesetzt, aber es traten keine Probleme auf. Nach einem Jahr traten bei ihr die gleichen Symptome wie bei der vorherigen Episode auf. Ihr Arzt verschrieb ihr erneut Fluoxetin. Diesmal sprach Mary jedoch nicht auf die Behandlung an, obwohl die Dosis auf 40 mg/Tag erhöht worden war. Ihr Arzt beschloss, das Medikament zu wechseln und das Fluoxetin abzusetzen, doch als es abgesetzt wurde (bevor sie mit dem neuen Medikament begann), entwickelte sie ein Entzugssyndrom, das durch Schwitzen, Herzklopfen, Schwindel und grippeähnliche Symptome gekennzeichnet war.

Der Fall veranschaulicht das Auftreten einer Resistenz nach einer Antidepressivabehandlung. Der Begriff »Resistenz« wird hier auf das Ausbleiben der Reaktion auf eine zuvor wirksame pharmakologische Behandlung angewandt, wenn das gleiche Medikament nach einer medikamentenfreien Zeit erneut eingesetzt wird (28). Er unterscheidet sich von seiner Verwendung zur Bezeichnung einer Episode, die nicht auf Medikamente oder Psychotherapie anspricht und daher als behandlungsresistent definiert wird (29). Letztere Erscheinung, die ich unter dem Begriff »Refraktärität« erörtern werde, ist die häufigste, aber auch die erstere tritt in einer beträchtlichen Anzahl von Fällen auf (28, 29). In einer kürzlich durchgeführten systematischen Übersichtsarbeit über das Ausbleiben des Ansprechens auf eine erneute Behandlung (28) war die Bandbreite im Hinblick auf das Ausbleiben des Ansprechens groß (zwischen 4,9 % und 42,9 % in allen Studien). In einer großen Beobachtungsstudie (30) wurde festgestellt, dass in einem Viertel der Fälle ein Ausbleiben des Ansprechens auf das gleiche Medikament auftrat, das in einer früheren Episode verwendet wurde. In einer klinischen Studie mit Patienten, die nach anfänglichem Ansprechen auf Fluoxetin auf Placebo umgestellt wurden (31), wurde die Resistenz untersucht. Etwa die Hälfte der Patienten erlitt einen Rückfall. Nach erneuter Verabreichung von Fluoxetin sprachen 38 % der depressiven Patienten überhaupt nicht mehr an oder zeigten eine anfängliche Reaktion, gefolgt von einem Rückfall (31).

Die vorliegenden Daten deuten also darauf hin, dass die Patienten bei Wiederaufnahme einer medikamentösen Behandlung möglicherweise nicht auf das gleiche Antidepressivum ansprechen, das die depressiven Symptome ursprünglich verbessert hat. Im Fall von Mary ist es von großem Interesse, dass sie keine Entzugserscheinungen entwickelte, als Fluoxetin abrupt abgesetzt wurde, sie aber trotz der Reduzierung der Dosis Entzugserscheinungen zeigte, nachdem sie auf den zweiten Versuch mit Fluoxetin nicht angesprochen hatte. Dies scheint nicht nur darauf hinzudeuten, dass Resistenz und Entzug miteinander verbunden sind, sondern auch darauf, dass das Auftreten von Resistenz bei der zweiten Fluoxetin-Gabe eine generelle Veränderung in der Reaktion auf das Antidepressivum ankündigt.

Refraktärität

FALLBEISPIEL

William war ein 48 Jahre alter Mann, der als Arbeiter in einer Fabrik beschäftigt war. Er war verheiratet, hatte zwei Kinder und litt seit langem an einer generalisierten Angststörung mit einer kürzlich aufgetretenen schweren depressiven Störung. Sein Hausarzt verschrieb ihm Paroxetin (20 mg/Tag). Da er kaum darauf ansprach, erhöhte sein Arzt die Dosis auf 40 mg/Tag. Daraufhin wechselte er zu Venlafaxin, zunächst in einer Dosierung von 75 mg/Tag, dann in einer Dosierung von 150 mg/Tag. Darunter kam es bei sehr geringem Ansprechen auf die depressive Stimmung zum Auftreten von Panikattacken. In der Zeit zwischen der Gabe der beiden Medikamente hatte William eine schwere Entzugsreaktion.

Das schlecht definierte Konzept der »Therapieresistenz« basiert auf der ungeprüften Annahme, dass die Behandlung von Anfang an richtig war und dass das Ausbleiben einer Reaktion auf die Eigenschaften des Patienten zurückzuführen ist. Eine solche Therapieresistenz erfordert dementsprechend einen Wechsel und eine Intensivierung der Behandlung, wie es Williams Arzt tat. Chiara Rafanelli und ich (32) haben das Konzept der Kaskaden-Iatrogenese, das ursprünglich aus der Geriatrie stammt (33), auf die Psychiatrie übertragen. Dem Patienten wird eine zunehmende Zahl von Medikamenten verschrieben, die langfristig andere Probleme verursachen und die Krankheit refraktär machen, anstatt den Prozess der Behandlungsauswahl zu überdenken.

Die »Sequenced Treatment Alternatives to Relieve Depression«-Studie (STAR*D) (34) ist ein wichtiges Beispiel für diesen Prozess. Ursprüngliches Ziel der Studie war es, die besten pharmakologischen Strategien zur Erreichung einer Remission bei der schweren Depression zu testen. Die Patienten nahmen an einer ersten offenen Medikamentenstudie (Citalopram) mit aggressiver Dosierung und langer Behandlungsdauer teil. Nur 37 % der Patienten erreichten eine Remission (34). Patienten, die nach dem ersten Medikamentenversuch nicht wieder gesund wurden, wurden in drei aufeinanderfolgenden Schritten behandelt, die einen Wechsel, eine Verstärkung oder Kombinationsstrategien auf der Grundlage vorhandener Erkenntnisse umfassten. Die kumulative Remissionsrate nach allen vier aufeinanderfolgenden Schritten betrug 67 %; wenn jedoch die anhaltende Genesung (einschließlich der Rückfallraten während der Behandlung) berücksichtigt wurde, lag die kumulative Rate bei 43 %. Die therapeutischen Bemühungen nach dem ersten Schritt (offene Behandlung mit Citalopram) führten nur zu einem zusätzlichen Gewinn von 6 % im Hinblick auf eine anhaltende Genesung. Die Remissionsraten nahmen nach jedem Behandlungsschritt ab, obwohl jeder Schritt der Studie sorgfältig konzipiert war, um die Wahrscheinlichkeit eines Ansprechens bei Patienten, bei denen keine Remission eintrat, zu erhöhen (34). In jedem aufeinanderfolgenden Behandlungsschritt stiegen die Rückfallquoten während der Behandlung bei den Patienten, die eine Remission erreichten. Außerdem nahm nach jedem Behandlungsschritt die Unverträglichkeit der Behandlung zu (erkennbar an Abbrüchen aus beliebigen Gründen während der ersten vier Wochen oder an Nebenwirkungen danach).

Es hat sich gezeigt, dass die vorherige Einnahme von Antidepressiva sowohl mit der Resistenz als auch mit der Refraktärität zusammenhängt (35–37) – dies gilt aber nicht für Psychotherapie (35).

Die Konzepte der Verhaltenstoxizität und der iatrogenen Komorbidität

Entzugssyndrome und anhaltende Entzugserscheinungen können also mit dem Verlust der Wirksamkeit von Antidepressiva, paradoxen Effekten, dem Übergang zu einem bipolaren Verlauf, Resistenz und Refraktärität einhergehen (5, 6, 9). All diese Erscheinungen können aber auch miteinander verbunden sein. Raja (38) beschrieb neun Patienten, die zunächst gut auf die Behandlung mit Antidepressiva ansprachen. Darauf folgten jedoch ein Verlust der Wirksamkeit, Resistenz und eine Verschlechterung während der nachfolgenden Behandlung. Diese Erscheinungen schienen eng miteinander verbunden und Teil desselben Syndroms zu sein. Sharma (39) beschrieb, wie Patienten, bei denen sich während der Erhaltungstherapie mit Antidepressiva ein Verlust der Wirksamkeit zeigte, anschließend eine Refraktärität entwickelten. Bei Patienten, die auf das gleiche Medikament ansprechen, das in der vorangegangenen Episode verwendet wurde, kann es so zu einem Verlust der therapeutischen Wirkung kommen (30). Bader und Dunner (40) wiesen auf den Zusammenhang zwischen einer durch Antidepressiva ausgelösten Manie und einer behandlungsresistenten Depression bei Patienten hin, bei denen keine bipolare Störung in der Familie vorlag. All diese Zusammenhänge deuten darauf hin, dass Entzugsreaktionen mit anderen klinischen Manifestationen zusammenhängen, dass sie Teil des gleichen Syndroms sind und einen gemeinsamen zugrunde liegenden Mechanismus haben können.

Im Jahr 1968 führten Alberto Di Mascio und Mitarbeiter das Konzept der Verhaltenstoxizität von Psychopharmaka ein (41–43). Er bezog sich auf die pharmakologischen Wirkungen einer Substanz, die innerhalb des Dosisbereichs, in dem sie sich als klinisch nützlich erwiesen hat, Veränderungen der Stimmung, der Wahrnehmung, der kognitiven und psychomotorischen Funktionen hervorrufen kann, die ihrerseits die Leistungsfähigkeit des Patienten einschränken oder ein Risiko für sein Wohlbefinden darstellen. Die Verwendung des Begriffs »Toxizität« war unkonventionell, da er nicht unmittelbar gefährliche klinische Wirkungen wie bei einer Überdosierung oder auf Arzneimittel mit enger therapeutischer Breite wie Lithium bezogen war. Di Mascio et al. (42) beschrieben zwei wichtige medikamentös induzierte Stimmungsänderungen. »Paradoxe« Drogeneffekte sind Stimmungsänderungen in eine Richtung, die dem klinisch erwünschten Effekt entgegengesetzt ist, wie z.B. erhöhte Angst und Wut bei Benzodiazepinen oder die Vertiefung der Depression bei Antidepressiva (42, 43). »Pendelartige« Wirkungen von Medikamenten sind Veränderungen, die in die gewünschte Richtung gehen, jedoch in einem bestimmten Maß, sodass der resultierende Zustand zum Gegenteil desjenigen tendiert, für den das Medikament ursprünglich verabreicht wurde, wie z.B. Euphorie bei Antidepressiva (42, 43). Diese wichtigen konzeptionellen Arbeiten (41–43) wurden in einer Zeitschrift, »Connecticut Medicine«, veröffentlicht, die nicht genügend Beachtung finden konnte. Es überrascht nicht, dass ihre Formulierung in der Literatur kaum Beachtung fand, bis unsere Forschungsgruppe 2016 auf sie aufmerksam machte (44).

In der Tat kann das Konzept der Verhaltenstoxizität einen einheitlichen Rahmen für all die zuvor beschriebenen Erscheinungsformen bieten und deren Zusammenhänge und Variabilität erklären. Die Verhaltenstoxizität kann eine Schlüsselrolle bei der Abwägung des Nutzens einer potenziellen Behandlung spielen, indem die möglichen unerwünschten Ereignisse berücksichtigt werden, die durch die therapeutische Maßnahme ausgelöst werden können. So stellten Di Mascio und Shader (41) fest, dass eine Arzneimittelwirkung, wie z. B. Sedierung oder motorische Stimulation, bei einem Patienten als unerwünscht, bei einem anderen jedoch als therapeutisch und erwünscht angesehen werden kann. Bei ein und demselben Patienten kann sie in einem Stadium seiner Krankheit von Nutzen, in einem späteren Stadium jedoch unerwünscht sein.

Das Konzept der Verhaltenstoxizität kann wichtige prognostische und therapeutische Unterschiede definieren. Medikamente der gleichen Klasse können gleich wirksam sein, aber unterschiedliche Risiken der Verhaltenstoxizität aufweisen. So scheinen Paroxetin und Venlafaxin im Vergleich zu anderen SSRI (5) oder SNRI (6) mit einem höheren Risiko der Abhängigkeit und des Auftretens von Entzugsreaktionen verbunden zu sein. Bei dualen Wiederaufnahmehemmern (TZA und Venlafaxin) wurde eine geringere Rate an Wirkungsverlusten festgestellt als bei SSRI (45). Ein weiteres Beispiel sind Entzugssymptome, die als Indikatoren für einen bevorstehenden Rückfall missverstanden werden und zu einer unnötigen Wiederaufnahme der Behandlung führen (44). Sie können den Zustand der Verhaltenstoxizität mit anschließenden Episoden der Therapierefraktärität verschlimmern. Der Aspekt der Therapieresistenz wiederum eignet sich für die Entscheidung über den Einsatz von Switching- und/oder Augmentierungsstrategien, die, wie STAR*D zeigt (34), die depressive Erkrankung in eine Phase mit geringer Remission, hoher Rückfallquote und hoher Medikamentenunverträglichkeit treiben können.

Das Konzept der Verhaltenstoxizität bietet jedoch keine Unterscheidung zwischen unerwünschten Ereignissen, die auf den Zeitraum der Verabreichung von Psychopharmaka beschränkt sind, und Wirkungen, die lange nach deren Absetzen anhalten können. Letztere Phänomene führten zur Einführung des Konzepts der iatrogenen Komorbidität (44). Es bezieht sich auf ungünstige Veränderungen im Verlauf, in den Merkmalen und im Ansprechen auf die Behandlung einer Krankheit, die mit zuvor durchgeführten Therapien zusammenhängen können (29, 32, 44). Solche Anfälligkeiten können sich während der Verabreichung der Behandlung und/oder nach deren Absetzen manifestieren. Die Veränderungen sind anhaltend und nicht auf eine kurze Phase beschränkt, wie es bei den meisten Entzugssyndromen der Fall ist.

Iatrogene Komorbität im Kindes- und Jugendalter

Alle Erscheinungsformen der Verhaltenstoxizität, die durch Antidepressiva hervorgerufen werden (einschließlich Entzugsreaktionen), können im Kindes- und Jugendalter auftreten (46). Für einige von ihnen (Umstellung auf bipolaren Verlauf) gibt es sogar Hinweise darauf, dass sie schwerer und häufiger auftreten können als im Erwachsenenalter (24). Wir berichteten über den folgenden Fall (46), der ein Hinweis auf die Schwere der Phänomene sein könnte.

FALLBEISPIEL

Ann war ein 14-jähriges Mädchen, das zu Beginn der High School eine Schulphobie entwickelte. Ihre Eltern brachten sie zu einem Kinderpsychiater, der ihr Citalopram (20 mg/Tag) verschrieb. Nach einem Monat weigerte sie sich immer noch, wieder zur Schule zu gehen, und der Psychiater gab ihr zusätzlich Alprazolam (0,25 mg zweimal täglich). Wie der verfügbaren Literatur zufolge zu erwarten war, sprach sie auf diese Medikamentenkombination nicht an. Anns Eltern beschlossen daher, sich an mich zu wenden. Ich überwies sie sofort zu einer kognitiven Verhaltenstherapie bei einem erfahrenen Psychologen. Da es Frühling war und ich Entzugsprobleme mit beiden Medikamenten befürchtete, setzte ich die beiden Medikamente nicht ab, sondern verschob das Auslaufen und Absetzen auf das Ende des Schuljahres (Juni). Nach der ersten Psychotherapiesitzung ging Ann wieder zur Schule, und mit wöchentlichen Sitzungen über einen Zeitraum von drei Monaten war sie in der Lage, das Schuljahr zu beenden. Ich habe dann zunächst Alprazolam und später Citalopram reduziert und abgesetzt. In beiden Fällen traten Entzugssymptome auf, die jedoch nach dem Absetzen von Citalopram weitaus gravierender waren und trotz der fortgesetzten Psychotherapie anhielten (Nervosität, Unruhe, Schlafstörungen und Selbstmordgedanken für etwa sechs Wochen). Ann schloss die Highschool erfolgreich ab und hatte bei einer Nachuntersuchung nach vier Jahren keine Probleme mehr.

Der Fall veranschaulicht die Schwere der Entzugserscheinungen, die nach nur wenigen Monaten der Behandlung mit Citalopram auftreten können. Er gibt auch Anlass zur Vorsicht bei der Anwendung von Antidepressiva im Kindes- und Jugendalter (46).

Das Spektrum der Komorbidität

Alvan Feinsteins Definition von Komorbidität als »jede ausgeprägte zusätzliche klinische Entität, die während des klinischen Verlaufs eines Patienten mit der untersuchten Indexerkrankung aufgetreten ist oder auftreten kann«, bezog sich auch auf vorangegangene pathologische Ereignisse, von denen angenommen wurde, dass sie den aktuellen Krankheitsprozess beeinflussen (47). Der Querschnittscharakter der Klassifikationssysteme in der Psychiatrie hat die Verwendung des Begriffs »Komorbidität« auf das, was ein Patient gegenwärtig erlebt, und auf koinzidente diagnostische Entitäten beschränkt, und doch ist die Rolle der iatrogenen Komorbidität in der täglichen Praxis offensichtlich.

Wenn beispielsweise Antidepressiva bei vermeintlich unipolaren Störungen (d. h. bei Patienten, die keine familiäre oder persönliche Vorgeschichte mit bipolaren Erkrankungen oder ähnlichen Manifestationen haben) eine manische oder hypomanische Episode auslösen, ist es unwahrscheinlich, dass das Absetzen des Medikaments eine Lösung des Problems mit sich bringt. Es besteht in der Regel fort und verändert den gesamten Krankheitsverlauf in einer Kaskade von affektiven Episoden (44).

Die Konzepte der Verhaltenstoxizität und der iatrogenen Komorbidität liefern sehr hilfreiche Beschreibungen der klinischen Phänomene, aber keine Erklärung dafür, warum sie auftreten. Wie der Pharmakologe Grahame-Smith einmal bemerkte: »Eine chronische Arzneimitteltherapie kann einen schlafenden Tiger hervorrufen, der erwacht, wenn die Arzneimitteltherapie beendet wird und zu Rebound-Entzugseffekten mit schwerwiegenden Folgen führt, wie bei vielen Drogenabhängigkeiten.« (48, S. 227)

Was aber ist dieser »schlafende Tiger« im pathophysiologischen Sinne?

Literatur

1. American Psychiatric Association (ed) (2013). Diagnostic and Statistical Manual of Mental Disorders: Fifth Edition. DSM-5. Washington, DC, American Psychiatric Association Press.
2. Feinstein AR (1973). An analysis of diagnostic reasoning. I. The domains and disorders of clinical macrobiology. Yale J Biol Med; 46: 212–232.
3. Engel GL (1965). Clinical observation: the neglected basic method of medicine. JAMA; 192: 849–852.
4. Fava GA (2003). Can long-term treatment with antidepressant drugs worsen the course of depression? J Clin Psychiatry; 64: 123–133.
5. Fava GA, Gatti A, Belaise C, Guidi J, Offidani E (2015). Withdrawal symptoms after Selective Serotonin Reuptake Inhibitor discontinuation: a systematic review. Psychother Psychosom; 84: 72–81.
6. Fava GA, Benasi G, Lucente M, Offidani E, Cosci F, Guidi J (2018). Withdrawal symptoms after Serotonin-Noradrenaline Reuptake Inhibitors discontinuation. Psychother Psychosom; 87: 195–203.
7. Fava GA (2016). Well-Being Therapy: Treatment Manual and Clinical Applications. Basel: Karger.
8. Fava GA, Cosci F, Guidi J, Tomba E (2017). Well-Being Therapy in depression: new insights into the role of psychological well-being in the clinical process. Depr Anxiety; 34: 801–808.
9. Cosci F, Chouinard G (2020). Acute and persistent withdrawal syndromes following discontinuation of psychotropic medications. Psychother Psychosom; 89: 283–306.
10. Fornaro M, Anastasia A, Novello S, Fusco A, Pariano R, De Berardis D, Solmi M, Veronese N, Stubbs B, Vieta E, Berk M, de Bartolomeis A, Carvalho AF (2019). The emergence of loss of efficacy during antidepressant drug treatment for major depressive disorder. Pharmacol Res; 139: 494–503.
11. Kinrys G, Gold AK, Pisano VD, Freeman MP, Papakostas GI, Mischoulon DS, Nierenberg AA, Fava M (2019). Tachyphylaxis in major depressive disorder. J Affect Disord; 245: 488–497.
12. Williams N, Simpson AN, Simpson K, Nahas Z (2009). Relapse rates with long-term antidepressant drug therapy: a meta-analysis. Hum Psychopharmacol; 24: 401–408.

13. Schmidt ME, Fava M, Zhang S, Gonzales J, Raute NJ, Judge R (2002). Treatment approaches to major depressive disorder relapse. Part I: dose increase. Psychother Psychosom; 71: 190–194.
14. Fava GA, Ruini C, Rafanelli C, Grandi S (2002). Cognitive behavior approach to loss of clinical effect during long-term antidepressant treatment: a pilot study. Am J Psychiatry; 159: 2094–2095.
15. Fabbri S, Fava GA, Rafanelli C, Tomba E (2007). Family intervention approach to loss of clinical effect during long-term antidepressant treatment: a pilot study. J Clin Psychiatry; 68: 1348–1351.
16. Rothschild AJ (2008). The Rothschild scale for antidepressant tachyphylaxis: reliability and validity. Compr Psychiatry; 49: 508–513.
17. Cusin C, Fava M, Amsterdam JD, Quitkin FM, Reimherr FW, Beasley CM, Rosenbaum JF, Perlis RH (2007). Early symptomatic worsening during treatment with fluoxetine in major depressive disorder: prevalence and implications. J Clin Psychiatry; 68: 52–57.
18. Harvey AT, Silkey BS, Kornstein SG, Quitkin F (2007). Acute worsening of chronic depression during a double-blind, randomized clinical trial of antidepressant efficacy: differences by sex and menopausal status. J Clin Psychiatry; 68: 951–958.
19. El-Mallakh RS, Gao Y, Briscoe BT, Clary CM (2011). Antidepressant induced tardive dysphoria. Psychother Psychosom; 80: 57–59.
20. Fux M, Taub M, Zohar J (1993). Emergence of depressive symptoms during treatment for panic disorder with specific 5-hydroxytryptophan reuptake inhibitors. Acta Psychiatr Scand; 88: 235–237.
21. Noyes R, Garvey HJ, Cook BL (1989). Follow-up study of patients with panic disorder and agoraphobia with panic attacks treated with tricyclic antidepressants. J Affect Disord; 16: 249–257.
22. Di Mascio A, Meyer RE, Stifler L (1968). Effects of imipramine on individuals varying in level of depression. Am J Psychiatry; 127: 55–58.
23. Tondo L, Vázquez G, Baldessarini RJ (2010). Mania associated with antidepressant treatment: comprehensive meta-analytic review. Acta Psychiatr Scand; 121: 404–414.
24. Offidani E, Fava GA, Tomba E, Baldessarini RJ (2013). Excessive mood elevation and behavioral activation with antidepressant treatment of juvenile depressive and anxiety disorders. Psychother Psychosom; 82: 132–141.
25. Landry P, Roy L (1997). Withdrawal hypomania associated with paroxetine. J Clin Psychopharmacol; 17: 60–61.
26. Andrade C (2004). Antidepressant-withdrawal mania. J Clin Psychiatry; 65: 987–993.
27. Corral M, Sivertz K, Jones BD (1987). Transient mood elevation associated with antidepressant drug decrease. Can J Psychiatry; 32: 764–767.
28. Bosman RC, Waumans RC, Jacobs GE, Oude Voshar RC, Muntingh ADT, Van Balkom AJLM (2018). Failure to respond after reinstatement of antidepressant medication: a systematic review. Psychother Psychosom; 87: 268–275.
29. Fava GA, Cosci F, Guidi J, Rafanelli C (2020). The deceptive manifestations of treatment resistance in depression. Psychother Psychosom; 89: 265–273.
30. Solomon DA, Leon AC, Mueller TI, Coryell W, Teres JL, Posternak MA, Judd LL, Endicott J Keller MB (2005). Tachyphylaxis in unipolar major depressive disorder. J Clin Psychiatry; 66: 283–290.
31. Fava M, Schmidt ME, Zhang S, Gonzales J, Raute NJ, Judge R (2002). Treatment approaches to major depressive disorder relapse. Part II. Re-initiation of antidepressant treatment. Psychother Psychosom; 71: 195–199.
32. Fava GA, Rafanelli C (2019). Iatrogenic factors in psychopathology. Psychother Psychosom; 88: 129–140.

33. Thornlow DK, Anderson R, Oddone E (2009). Cascade iatrogenesis: factors leading to the development of adverse events in hospitalized older adults. Int J Nurs Stud; 46: 1528–1535.
34. Rush AJ, Trivedi MH, Wisniewski SR, Nierenberg AA, Stewart JW, Warden D, Niederehe G, Thase ME, Lavori PW, Lebowitz BD, McGrath PJ, Rosenbaum JF, Sackeim HA, Kupfer DJ, Luther J, Fava M (2006). Acute and longer-term outcomes in depressed outpatients requiring one or several treatment steps: a STAR*D report. Am J Psychiatry; 163: 1905–1917.
35. Leykin Y, Amsterdam JD, DeRubeis RJ, Gallopp R, Shelton RC, Hollon SD (2007). Progressive resistance to a selective serotonin reuptake inhibitor but not to cognitive therapy in the treatment of major depression. J Consult Clin Psychol; 75: 267–276.
36. Amsterdam JD, Williams D, Michelson D, Adler LA, Dunner DL, Nierenberg AA, Reimherr FW, Schatzberg AF (2009). Tachyphylaxis after repeated antidepressant drug exposure in patients with recurrent major depressive disorder. Neuropsychobiology; 59: 227–233.
37. Amsterdam JD, Kim TT (2019). Prior antidepressant treatment trials may predict a greater risk of depressive relapse during antidepressant maintenance therapy. J Clin Psychiatry; 39: 344–350.
38. Raja M (2009). Delayed loss of efficacy and depressogenic action of antidepressants. J Clin Psychopharmacol; 29: 612–614.
39. Sharma V (2001). Loss of response to antidepressants and subsequent refractoriness. J Affect Disord; 64: 99–106.
40. Bader CD, Dunner DL (2007). Antidepressant-induced hypomania in treatment-resistant depression. J Psychiatr Pract; 13: 233–237.
41. Di Mascio A, Shader RI (1968). Behavioral toxicity of psychotropic drugs. I. Definition. II. Toxic effect on psychomotor function. Conn Med; 32: 617–620.
42. Di Mascio A, Giller DR, Shader RI (1968). Behavioral toxicity of psychotropic drugs. III. Effect on perceptual and cognitive functions. IV. Effect on emotional (mood) states. Conn Med; 32: 771–775.
43. Di Mascio A, Shader RI, Harmatz GS (1968). Behavioral toxicity of psychotropic drugs. V. Effects on gross behavioral patterns. Conn Med; 33: 279–281.
44. Fava GA, Cosci F, Offidani J, Guidi J (2016). Behavioral toxicity revisited. J Clin Psychopharmacol; 36: 550–553.
45. Posternak MA, Zimmerman M (2005). Dual reuptake inhibitors incur lower rates of tachyphylaxis that Selective Serotonin Reuptake Inhibitors. J Clin Psychiatry; 66: 705–707.
46. Offidani E, Fava GA, Sonino N (2014). Iatrogenic comorbidity in childhood and adolescence. CNS Drugs; 28: 769–774.
47. Feinstein AR (1970). The pre-therapeutic classification of comorbidity in chronic disease. J Chronic Dis; 23: 455–468.
48. Grahame-Smith DG (1997). »Keep on taking the tablets«. Pharmacological adaptation during long-term drug therapy. Br J Clin Pharmacol; 42: 227–238.

4 Zum Verständnis der Pathophysiologie von Entzugssyndromen

EINLEITUNG

Eine fortgesetzte Behandlung mit antidepressiven Medikamenten kann Prozesse stimulieren, die den anfänglichen akuten Wirkungen eines Medikaments entgegenlaufen. Das gegenläufige Modell der Toleranz kann den Verlust der Behandlungswirksamkeit während der Erhaltungstherapie und die Tatsache erklären, dass einige Nebenwirkungen erst nach einer gewissen Zeit auftreten. Diese Prozesse können auch dazu führen, dass die Krankheit einen Verlauf nimmt, der nicht auf die Behandlung anspricht, bis hin zu Manifestationen einer bipolaren Störung oder paradoxer Reaktionen. Nach Beendigung der medikamentösen Behandlung stoßen die gegenläufigen Prozesse nicht mehr auf Widerstand, was zum möglichen Auftreten neuer Entzugssymptome, zu anhaltenden Störungen nach dem Entzug, zu Hypomanie, zu Behandlungsresistenz bei Wiederaufnahme der Behandlung und zu Refraktärität führt.

Die klinischen Ereignisse, die auf das Verringern und/oder Absetzen von Antidepressiva folgen können, sind sehr unterschiedlich: Sie können von ausbleibenden oder begrenzten Entzugssymptomen bis hin zu schweren Entzugssyndromen reichen; sie können innerhalb von Tagen, wenn nicht sogar Stunden auftreten oder verzögert eintreten. Sie können abklingen oder über Monate und Jahre anhalten, von neuen Störungen oder weniger starken Störungen und/oder von einer größeren Intensität der ursprünglichen Störung begleitet sein. Darüber hinaus können Entzugserscheinungen und anhaltende Störungen nach dem Entzug mit anderen Erscheinungsformen der Verhaltenstoxizität einhergehen, wie z. B. dem Verlust der klinischen Wirksamkeit, paradoxen Wirkungen, einem Wechsel zu einem bipolaren Verlauf, Resistenz und Refraktärität. Wenn die Phänomene komplex sind und die klinischen Manifestationen sich so stark voneinander unterscheiden, hat das vom Kliniker verwendete eigene konzeptionelle Modell einen großen Einfluss auf die Interpretation der Phänomene und die Auswahl der Behandlungsstrategien (1).

Was die Pathophysiologie anbelangt, so kann es sich um unterschiedliche und doch scheinbar zusammenhängende Mechanismen handeln. All diese Erscheinungsformen können auch Teil desselben Weges sein. Wenn wir versuchen, die beschriebenen klinischen Phänomene unter einem vereinheitlichenden Blickwinkel zu betrachten, sollten wir uns unbedingt auf das Konzept der Toleranz beziehen (2). Es gibt zwei Hauptformen der Toleranz, eine pharmakokinetische (verringerte Konzentrationen des Arzneimittels im Blut aus verschiedenen metabolischen Gründen) und eine pharmakodynamische (Wechselwirkung mit Rezeptoren) (3). Die Pharmakokinetik umfasst Prozesse wie Absorption, Verteilung, Blutspiegel, Umwandlung und Sekretion; die Pharmakodynamik umfasst die physiologischen Wirkungen eines Medikaments, wie therapeutische und unerwünschte Wirkungen, sowie die kompensatorischen Anpassungen des Körpers an die Anwesenheit der Substanz.

Die pharmakokinetischen Modelle der Toleranz haben nur eine sehr begrenzte Erklärungskraft für die zuvor beschriebenen klinischen Phänomene, auch wenn sie bei bestimmten Erscheinungsformen durchaus eine Rolle spielen können. Entzugssyndrome treten besonders häufig bei Antidepressiva mit kurzer Eliminationshalbwertszeit, wie Paroxetin und Venlafaxin, auf, seltener bei Medikamenten mit langer Eliminationshalbwertszeit, wie Fluoxetin (4–7). Daher kann ein pharmakokinetisches Modell den konzeptionellen Hintergrund für ein schrittweises Absetzen und gegebenenfalls für einen Wechsel von Antidepressiva mit kurzer Eliminationshalbwertszeit zu Fluoxetin liefern. Eine schrittweise Reduzierung der Antidepressiva kann dem System Zeit geben, sich an die niedrigeren Ligandenspiegel zu gewöhnen und die Entzugssymptomatik zu begrenzen (7). Das pharmakokinetische Modell ist jedoch nicht in der Lage, die Dauer der Entzugserscheinungen zu erklären, insbesondere nicht die anhaltenden Störungen nach dem Entzug, die mit dem Wiederauftreten der ursprünglichen Krankheit im Vergleich zu dem Zustand vor der Behandlung gesteigerter Intensität verbunden sind. Das gilt ebenso für die Manifestation von psychiatrischen Störungen, die vorher nie aufgetreten waren (4, 5, 8). Pharmakokinetische Mechanismen können nicht für das Auftreten und die Verbindung anderer Manifestationen der Verhaltenstoxizität, die mit dem Entzug und den Störungen nach dem Entzug einhergehen, verantwortlich gemacht werden, wie etwa das Auftreten von Hypomanie, der Verlust der klinischen Wirkung und die Therapieresistenz.

Ich war daher der Ansicht, dass pharmakodynamische Modelle, die auf Veränderungen in pharmakosensitiven Systemen hinweisen, besser geeignet sein könnten, um die Manifestationen der Verhaltenstoxizität zu erklären.

Das oppositionelle Modell der Toleranz

Antidepressiva zeichnen sich durch einen verzögerten Beginn des therapeutischen Nutzens von 3–4 Wochen aus. Es ist weithin anerkannt (9, 10), dass adaptive Reaktionen, wie z. B. Veränderungen am 5-HT$_{2A}$-Rezeptor oder an der 5-HT$_4$-Rezeptorbindung, die sich von den ursprünglichen unterscheiden, die therapeutischen Wirkungen nach 3–4 Wochen vermitteln. Solche adaptiven Veränderungen können durch die Aktivität des 5HT1A-Autorezeptors erfolgen und/oder mit der allosterischen Modulation des Serotonin-Transporterproteins zusammenhängen, die bei SSRI wie Paroxetin und Escitalopram nachgewiesen wurde (11). Merkwürdigerweise wird jedoch allgemein angenommen, dass nach 3–4 Wochen keine weiteren adaptiven Veränderungen mehr stattfinden und nach Absetzen der Antidepressiva alles wieder in den Zustand vor der Behandlung zurückfällt. Dies ist sehr unwahrscheinlich, wie eine Analyse des Auftretens von Nebenwirkungen einer antidepressiven Behandlung zeigt (12). Beispielsweise können SSRI in den ersten Monaten der Behandlung eine Appetitminderung hervorrufen, doch wird dieser Effekt später durch eine Appetitsteigerung und Gewichtszunahme ersetzt (12). In ähnlicher Weise können Antidepressiva kurzfristig entzündungshemmende Wirkungen haben, langfristig jedoch die Entzündung eher verstärken (13).

Pharmakodynamische Toleranz ist ein komplexes und nur teilweise erforschtes Phänomen (14). Es wurden zwei allgemeine Modelle entwickelt (15). Ein Modell geht davon aus, dass die Toleranz aus einer Verringerung des Arzneimittelsignals oder -reizes auf Rezeptorebene resultiert (z. B. Rezeptor-Down-Regulierung oder Sensibilisierung). Das zweite Modell geht davon aus, dass die anfänglichen Wirkungen eines Medikaments durch homöostatische Veränderungen in biochemischen und zellulären Systemen (z. B. Post-Rezeptor-Signaltransduktion, neuronale Architektur) konterkariert oder neutralisiert werden (15). Das letztgenannte Modell wurde für das Verständnis klinischer Phänomene im Zusammenhang mit Drogen wie Opiaten und Amphetaminen verwendet (15), aber nachdem ich es untersucht hatte, hielt ich es auch für sehr geeignet, um die Mechanismen und Nebenwirkungen von Antidepressiva zu verstehen (16).

Nach dem oppositionellen Toleranzmodell kann eine fortgesetzte medikamentöse Behandlung Prozesse stimulieren, die den anfänglichen akuten Wirkungen eines Medikaments entgegenwirken (15–17). Solche Prozesse können mit dem komplexen Gleichgewicht der Serotoninrezeptoren zusammenhängen. Adaptive Reaktionen, wie z. B. Veränderungen am 5-HT_{2A}-Rezeptor oder die Bindung an den 5-HT_4-Rezeptor, die sich von den ursprünglichen unterscheiden, können die oppositionellen Wirkungen modulieren (17). Verschiedene genetische Polymorphismen bei Serotoninrezeptoren, einschließlich der Subtypen 5HT1A, 5HT1B und 5HT2, können dabei eine Rolle spielen, inwieweit als Reaktion auf die anfänglichen Wirkungen von Medikamenten gegenläufige und kompensatorische Prozesse auftreten (18). Umweltfaktoren, wie z. B. stressige Lebensumstände, können dieses Gleichgewicht ebenfalls beeinflussen und eine epigenetische Rolle spielen (19). Darüber hinaus können Faktoren wie die Dauer und Art der Behandlung, die Vorgeschichte der Exposition mit Antidepressiva und pharmakologische Interventionen wie Augmentierungs- und Switch-Strategien ebenfalls sehr tiefgreifende Auswirkungen haben (16, 17). Die Dauer solcher Veränderungen kann variabel sein: Wenn sie persistieren, können sie den Verlauf, die Eigenschaften und das Ansprechen auf die nachfolgende Behandlung der Krankheit ungünstig modifizieren (16, 17).

Das oppositionelle Modell der Toleranz im Zusammenhang mit antidepressiven

Medikamenten wurde erstmals 1999 vorgestellt (16) und später aktualisiert (17, 20, 21). Es kann auf drei verschiedenen Phasen angewandt werden: in der Frühphase der Behandlung, in der Langzeitbehandlung und in der Phase nach Absetzen des Antidepressivums (→Abb. 4.1).

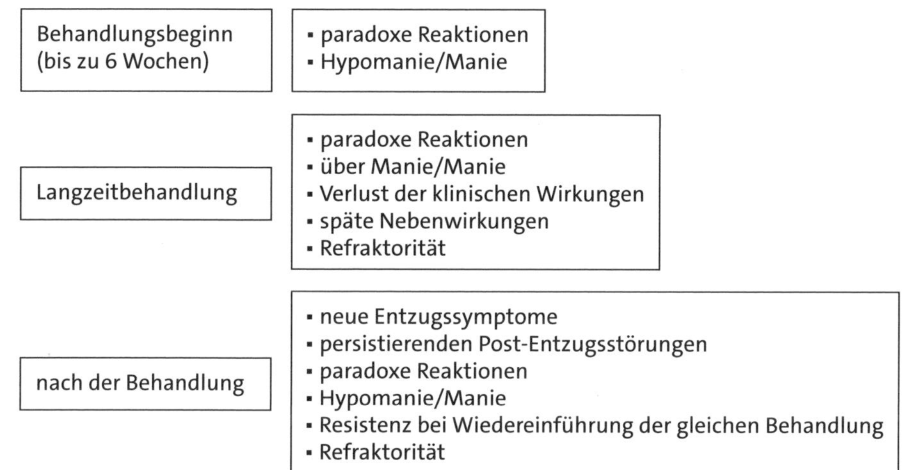

Abb. 4-1: Das oppositionelle Modell der Toleranz bei antidepressiven Medikamenten.

In der Frühphase der Behandlung (bis zu 6 Wochen) können oppositionelle Prozesse Hypomanie, Manie oder paradoxe Reaktionen eine Vertiefung der Depression verursachen. Bei einer Langzeittherapie können sich dann ein Verlust der Behandlungswirksamkeit und Nebenwirkungen (wie Appetitsteigerung und Gewichtszunahme) einstellen, die anfangs nicht aufgetreten waren (17). Diese Mechanismen können auch dazu führen, dass die Krankheit nicht mehr auf die Behandlung anspricht. Wenn die medikamentöse Behandlung beendet wird, stoßen die oppositionellen Prozesse nicht mehr auf Widerstand, was zum möglichen Auftreten neuer Entzugssymptome, zu anhaltenden Störungen nach dem Entzug, zu Hypomanie und zum Widerstand gegen die Behandlung führt, wenn diese wieder aufgenommen wird. Langfristig kann die Einnahme von Antidepressiva die Chronizität und Anfälligkeit für depressive Störungen erhöhen, was eine Form der iatrogenen Komorbidität darstellt. Das oppositionelle Toleranzmodell ist komplex und multifaktoriell und wird durch die Dauer der antidepressiven Behandlung und die vorherige Exposition gegenüber Antidepressiva sowie durch psychosoziale und genetische Faktoren beeinflusst. Infolgedessen können das Vorhandensein, die Dauer und die Merkmale oppositioneller Prozesse von einem Antidepressivum zum anderen, von Person zu Person und sogar von einer Episode zur nächsten bei der Verwendung desselben Antidepressivums bei derselben Person variieren. Das Modell ist nicht idealistisch, sondern realistisch und es ermöglicht eine einheitliche Interpretation klinischer Ereignisse, die anderenfalls diffus und bedeutungslos erscheinen würden. Obwohl es in experimentellen Studien (auch auf präklinischer

Ebene) nicht formell getestet wurde, wird es von immer mehr klinischen Untersuchungen der letzten zwei Jahrzehnte gestützt (16, 17, 20, 21). Darüber hinaus habe ich in meiner klinischen Praxis die Erfahrung gemacht, dass es einen praktischen Rahmen für das Verständnis und die Vorhersage von Ereignissen bietet, die durch Antidepressiva ausgelöst werden können.

Implikationen für die Langzeitfolgen von Depressionen

Neben den verschiedenen Erscheinungsformen der Verhaltenstoxizität, die ich im vorigen Kapitel erörtert habe, kann eine der Folgen der oppositionellen Kräfte, die durch die Behandlung mit Antidepressiva ausgelöst werden, darin bestehen, dass die Wahrscheinlichkeit eines Rückfalls mit zunehmender Behandlungsdauer steigt. In der Tat analysierten Viguera und Kollegen (22) 27 Studien mit unterschiedlicher Dauer der antidepressiven Behandlung und der Nachbeobachtung nach dem Absetzen des Medikaments. Bei Einbeziehung einer weiteren Studie (23) war das Risiko eines Rückfalls nach Absetzen des Medikaments bei einer langen Behandlung nach der Erholung von einer Indexepisode einer Major Depression (2) fast signifikant höher. Amsterdam und Kim (24) fanden heraus, dass das Risiko eines Rückfalls während einer antidepressiven Erhaltungstherapie umso höher ist, je mehr Antidepressiva zuvor ausprobiert wurden.

Dennoch wird zur Rückfallprävention bei Depressionen eine Verlängerung der pharmakologischen Behandlungen zur Aufrechterhaltung der kurzfristig erzielten klinischen Reaktionen befürwortet (25), und diese Überzeugung wird von den meisten Ärzten geteilt. Die Grundannahme ist, dass die Verlängerung der Behandlung, die zu einer Remission geführt hat, die beste Strategie ist, um einen Rückfall der Depression zu verhindern. Die Belege für diese Strategie beruhen jedoch hauptsächlich auf klinischen Studien, bei denen remittierte Patienten nach dem Zufallsprinzip einer Fortsetzung der Behandlung oder einem Placebo zugewiesen wurden, ohne einen Unterschied zwischen Entzugserscheinung und Rückfall zu machen. Diese Annahme wurde vor kurzem infrage gestellt (26–29): Wir wissen nicht, wie viele der Rückfälle in der Gruppe, die das Medikament reduziert und abgesetzt hat, tatsächlich auf Entzugserscheinungen und Post-Entzugssyndrome zurückzuführen sind. Außerdem profitieren Patienten mit mehreren depressiven Episoden während der Erhaltungsphase von Antidepressiva deutlich weniger von der Rückfallprävention als Patienten mit einer einzigen Episode (30). Das bedeutet, dass eine Verlängerung der antidepressiven Therapie gerade dann, wenn eine Rückfallprävention am nötigsten wäre (rezidivierende Depression), wahrscheinlich nicht wirksam ist.

In einer Stichprobe von 9243 Patienten, die SSRI einnahmen, wurde der Zusammenhang zwischen der Dauer der ersten Antidepressivatherapie und einem Rückfall untersucht (31). Die Probanden wurden bis zu fünf Jahre lang beobachtet und in diejenigen unterteilt, die die Antidepressiva verfrüht abgesetzt hatten (d. h. innerhalb von sechs Monaten), diejenigen, die sie eine Zeit lang weiter eingenommen hatten (d.h. sechs bis zwölf Monate lang), und diejenigen, die die Einnahme fortgesetzt hatten (d.h. mehr als ein Jahr lang). Zwischen Patienten, die die Medikamente sechs Monate lang eingenommen hatten, und solchen, die sie zwischen sechs und zwölf Monaten eingenommen hatten, gab es keinen Unterschied in der Dauer bis zum Rückfall. Bei denjenigen, die Antidepressiva länger als ein Jahr eingenommen hatten, war das Risiko, eine zweite depressive Episode zu erleiden, um 23 % höher als bei denjenigen, die sie frühzeitig abgesetzt hatten. Diese Ergebnisse wurden durch eine spätere Studie bestätigt, in der kein Unterschied im Rückfallrisiko zwischen denjenigen festgestellt wurde, die Antidepressiva frühzeitig abgesetzt hatten, und denjenigen, die sie weiter einnahmen (32). Das heißt, je länger die Dauer der Antidepressivatherapie, desto größer die Wahrscheinlichkeit des Auftretens von depressiven Episoden. In anderen naturalistischen Längsschnittstudien, an denen alle Arten von Antidepressiva beteiligt waren, wurden bei denjenigen, die Antidepressiva einnahmen, eine höhere Inzidenz und eine längere Dauer von Episoden schwerer Depressionen festgestellt als bei denen, die diese Medikamente nicht einnahmen (33). Auch wenn die Ergebnisse möglicherweise dadurch verfälscht wurden, dass Antidepressiva nur in den schwersten und rezidivierenden Fällen verschrieben wurden, scheinen die Auswirkungen von Antidepressiva in der Allgemeinbevölkerung nicht günstig zu sein (33).

Genesung als Einbahnstraße

Antidepressiva wurden für die Behandlung schwerer Depressionen entwickelt und für wirksam befunden, aber aufgrund der besseren Verträglichkeit neuerer Antidepressiva wurde ihr ursprünglicher Anwendungsbereich in Richtung milderer Formen von Stimmungsstörungen erweitert. Ihr Einsatz wurde auf die Erhaltungstherapie und die Vorbeugung eines Rückfalls der Depression ausgedehnt (34). Wird die Behandlung jedoch über sechs Monate hinaus verlängert, kann es zu Phänomenen wie Toleranz, Beschleunigung von Episoden, Sensibilisierung und paradoxen Wirkungen kommen. Die verborgenen Kosten des Einsatzes von Antidepressiva können dann deren offensichtliche Vorteile überwiegen, insbesondere wenn die Wahrscheinlichkeit eines Ansprechens gering ist (34).

In der Forschung über Antidepressiva ist eindeutig ein Paradigmenwechsel erforderlich. Es gibt wichtige konzeptionelle und klinische Fragen, die sich aus der Forschung zur Verhaltenstoxizität der Substanzen unter Einbeziehung ihrer Entzugssyndrome ergeben können. Eine verborgene konzeptionelle Annahme eines großen Teils der Forschung zur Behandlung von Depressionen ist, dass sich depressive Störungen bei angemessener Behandlung in einen Zustand vor der Erkrankung zurückentwickeln, d.h., dass die durch Antidepressiva ausgelösten Rezeptorveränderungen auf die Zeit ihrer Verabreichung oder kurz danach beschränkt sind und dass es nur darum geht, dem System Zeit für die Anpassung an das Absetzen des Antidepressivums zu geben. Diese naive Annahme steht im Widerspruch zu aktuellen Konzepten über die Plastizität des Gehirns (19). Die Literatur, die meine Gruppe und ich gesichtet haben, und insbesondere das oppositionelle Modell der Toleranz legen nahe, dass Remission und Genesung bei affektiven Störungen eine Einbahnstraße sind, die durch strukturelle Umgestaltung der neuronalen Architektur und sich ständig verändernde Muster der Genexpression gekennzeichnet ist, die ihrerseits durch epigenetische Mechanismen vermittelt werden (19).

Patienten, die einen schmerzhaften Entzug durchmachen, hadern oft mit der Zeit, in der ihnen erstmals ein Antidepressivum verschrieben wurde, und neigen zu entsprechenden Grübeleien. Emma, die Ingenieurstudentin, deren Fall ich im vorigen Kapitel beschrieben habe, bemerkte: »Jetzt ist mir klar, dass ich die Verschreibung von Venlafaxin nicht gebraucht habe. Ich habe einfach eine schwere Zeit durchgemacht. Diese ›Erbsünde‹ hat mein Leben zerstört und all meine Jahre danach beeinträchtigt. Werde ich jemals wieder so sein, wie ich früher war?« Meine Antwort war: »Es gibt keinen Weg zurück, aber es gibt einen Weg hinaus. Und du kannst viel besser werden, als du vorher warst.«

Literatur

1. Fava GA, Belaise C (2018). Discontinuing Antidepressant Drugs. *Psychother Psychosom*; 87: 257–267.
2. Baldessarini RJ, Ghaemi SN, Viguera AC (2002). Tolerance in Antidepressant Treatment. *Psychother Psychosom*; 71: 177–179.
3. Maxwell SRJ (2016). Pharmacodynamics for the Prescriber. *Medicine*; 44: 401–406.
4. Fava GA, Gatti A, Belaise C, Guidi J, Offidani E (2015). Withdrawal Symptoms after Selective Serotonin Reuptake Inhibitor Discontinuation: A Systematic Review. *Psychother Psychosom*; 84: 72–81.
5. Fava GA, Benasi G, Lucente M, Offidani E, Cosci F, Guidi J (2018). Withdrawal Symtoms after Serotonin-nonadrenaline Reuptake Inhibitor Discontinuation. *Psychother Psychosom*; 87: 195–203.
6. Rosenbaum JF, Fava M, Hoog SL, Ascroft C, Krebs WB (1998). Selective Serotonin Reuptake Inhibitor Discontinuation Syndrome: A Randomized Clinical Trial. *Biol Psychiatry*; 44: 77–87.
7. Horowitz MA, Taylor D (2019). Tapering of SSRI Treatment to Mitigate Withdrawal Symptoms. *Lancet Psychiatry*; 6: 538–546.
8. Cosci F, Chouinard G (2020). Acute and Persistent Withdrawal Syndromes Following Discontinuation of Psychotropic Medications. *Psychother Psychosom*; 89: 283–306.
9. Grahame-Smith DG (1997). Keep on Taking the Tables. Pharmacological Adaptation during Long-term Drug Therapy. *Br J Clin Pharmacol*; 42: 227–238.
10. Cosci F, Chouinard G (2019). The Monoamine Hypothesis of Depression Revisited: Could It Mechanistically Novel Antidepressant Strategies? In: Quevedo J, Carvalho AF, Zarate CA. *Neurobiology of Depression: Road to Novel Therapeutics*. London: Elsevier; 63–73.

11. Coleman JA, Green EM, Goaux E (2016). X-ray Structures and Mechanism of the Human Serotonin Transporter. *Nature*; 532: 334–339.
12. Carvalho AF, Sharma MS, Brunoni AR, Vieta E, Fava GA (2016). The Safety, Tolerability and Risks Associated with the Use of Newer Generation Antidepressant Drugs: A Critical Review of the Literature. *Psychother Psychosom*; 85: 270–288.
13. Littrell JL (2012). Taking the Perspective That a Depressive State Reflects Inflammation: Implications for the Use of Antidepressants. *Front Psychol*; 3: 297.
14. Bespalov A, Muller R, Relo AL, Hudzik T (2016). Drug Tolerance: A Known Unknown in Translational Neuroscience. *Trend Pharmacol Sci*; 37: 364–378.
15. Young AM, Goudie AJ (1995). Adaptive Processes Regulating Tolerance to Behavioral Effects of Drugs. In: Bloom FE, Kupfer DJ (eds). *Psychopharmacology. New York:* Raven Press; 733–742.
16. Fava GA (1999). Potential Sensitizing Effects of Antidepressant Drugs on Depression. *CNS Drugs*; 12: 247–256.
17. Fava GA (2020). May Antidepressant Drugs Worsen the Conditions They Are Supposed to Treat? The Clinical Foundations of the Oppositional Model of Tolerance. *Ther Adv Psychopharmacology*; 10: 2045125320970325.
18. Shapiro BB (2018). Subtherapeutic Doses of SSRI Antidepressants Demonstrate Considerable Serotonin Transporter Occupancy: Implications for Tapering SSRIs. *Psychopharmacology*; 235: 2279–2281.
19. McEwen BS (2017). Epigenetic Interactions and the Brain-body Communication. *Psychother Psychosom*; 86: 1–4.
20. Fava GA (2003). Can Long-term treatment with Antidepressant Drugs Worsen the Course of Depression? *J Clin Psychiatry*; 64: 123–133.
21. Fava GA, Offidani E (2011). The Mechanisms of Tolerance in Antidepressant Action. *Prog Neuro-Psychoparmacol Biol Psychiatry*; 35: 1593–1602.
22. Viguera AC, Baldessarini RJ, Friedberg J (1998). Discontinuing Antidepressant Treatment in Major Depression. *Harvard Rev Psychiatry*; 5: 293–306.
23. Schmidt ME, Fava M, Zhang S, Gonzales J, Rauter NJ, Judge R (2002). Treatment Approaches to Major Depressive Disorder Relapse. Part I: Dose Increase. *Psychother Psychosom*; 71: 190–194.
24. Amsterdam JD, Kim TT (2019). Prior Antidepressant Treatment Trials May Predict a Greater Risk of Depressive Relapse during Antidepressant Maintenance Therapy. *J Clin Psychopharmacol*; 39: 344–350.
25. American Psychiatric Association (2010). *Practice Guideline for the Treatment of Patients with Major Depressive Disorder*, III ed. *Am J Psychiatry*; 167 (suppl): 1–118.
26. Baldessarini RJ, Tondo L (2019). Effects on Treatment Discontinuation in Clinical Psychopharmacology. *Psychother Psychosom*; 88: 65–70.
27. Cohen D, Recalt AM (2019). Discontinuing Psychotropic Drugs from Participants in Randomized Controlled Trials. *Psychother Psychosom*; 88: 96–104.
28. Recalt AM, Cohen S (2019). Withdrawal Confounding in Randomized Controlled Trials of Antipsychotic, Antidepressant, and Stimulant Drugs – 2000–2017. *Psychother Psychosom*; 88: 105–113.
29. Herngartner M (2020). How Effective Are Antidepressants for Depression over the Long-term?. *Ther Adv Psychopharmacol*; 10: 2045125320921694.
30. Kaymaz N, van Os J, Loonen AJ, Nolen WA (2008). Evidence That Patients with Single versus Recurrent Depressive Episodes Are Differentially Sensitive to Treatment Discontinuation: A Meta-Analysis of Placebo-controlled Randomized Trials. *J Clin Psychiatry*; 69: 1423–1436.
31. Gardarsdottir H, van Geffen EC, Stolker JJ, Egberts TC, Heerdink ER (2009). Does the Lenght of the First Antidepressant Treatment Episode Influence Risk and Time to a Second Episode? *J Clin Psychopharmacol*; 29: 69–72.

32. Gardarsdottir H, Egberts TC, Stolker JJ, Heerdink ER (2009). Duration of Antidepressant Drug Treatment and Its Influence on Risk of Relapse/recurrence: Immortal and Neglected Time Bias. *Am J Epidemiol*; 170: 280–285.
33. Fava GA (2014). Rational Use of Antidepressant Drugs. *Psychother Psychosom*; 83: 197–204.
34. Patten SB (2004). The Impact of Antidepressant Treatment on Population Health. Pop Health Metrics; 2: 9.

5 Die Entscheidung zum Absetzen von Antidepressiva

EINLEITUNG

Das Absetzen von Antidepressiva ist eine komplexe medizinische Entscheidung, die die ausführliche Krankengeschichte des Patienten berücksichtigen sollte und im Wesentlichen auf der klinischen Beurteilung beruht. Sie sollte eine Reihe spezifischer klinischer Situationen berücksichtigen, z. B. das Auftreten von Nebenwirkungen der Behandlung, ein unzureichendes Ansprechen auf das Antidepressivum und Anzeichen von Verhaltenstoxizität. Das klinische Urteil des Arztes und insbesondere der Gedanke, dass jede therapeutische Maßnahme Vor- und Nachteile hat, bilden die ideale Grundlage für eine geteilte Entscheidungsfindung mit dem Patienten, der dann die Möglichkeit hat, seine Meinung und Präferenzen zu äußern.

Das Absetzen von Antidepressiva ist immer eine komplexe Entscheidung, die häufig viel schwieriger ist, als sie einfach zu verschreiben. Idealerweise sollte sie im Rahmen einer gemeinsamen Entscheidung von Arzt und Patient getroffen werden (1). Ein solcher Prozess umfasst die Definition des Problems für die Entscheidungsanalyse, die Ermittlung von Alternativen und die Schaffung eines konstruktiven Umfelds in Bezug auf Zeitplanung, Aufmerksamkeit und Kommunikationsstil (einschließlich der Sprache im Zusammenhang mit Medikamenten) (1). Wie Gupta, Miller und Cahill in ihrem Buch über Deprescribing (1) anmerken, sind sowohl der Arzt als auch der Patient die Experten, Letzterer »aus eigener Erfahrung«. In der Praxis sind diese Bedingungen jedoch selten erfüllt. Der Arzt lässt sich oft von unrealistischen Einstellungen und irreführenden, von der pharmazeutischen Propaganda geleiteten Informationen leiten und verfügt nicht über die notwendigen Informationen für eine Entscheidungsanalyse.

Obwohl Selbsteinschätzungsskalen als wichtiger Bestandteil von Psychopharmakastudien anerkannt sind (2), wird die Perspektive des Patienten oft nicht berücksichtigt (3). Infolgedessen erhält der Patient nur selten eine angemessene Einschätzung der Situation und des zu verfolgenden Managements mit der Möglichkeit zur Diskussion und Klärung. Im Gegensatz zu anderen Fachgebieten wie der Diabetologie und der Herz-Kreislauf-Medizin scheint die gemeinsame Entscheidungsfindung in der psychiatrischen Praxis nicht üblich zu sein. Es überrascht nicht, dass ein erheblicher Anteil der Patienten die antidepressive Therapie nach Ansprechen auf eine erste Akutphase der Behandlung abbricht, unabhängig vom Rat des Arztes (4, 5).

Ich werde die konzeptionellen Hindernisse analysieren, die derzeit die Entscheidungsfindung in der Medizin behindern (mit besonderem Schwerpunkt auf Antidepressiva), sowie die spezifischen klinischen Situationen, in denen die Entscheidungen getroffen werden sollten.

Konzeptionelle Hindernisse für eine rationale Verschreibung und Absetzung von Medikamenten

Ein rationaler Einsatz von Arzneimitteln hängt von der Abwägung zwischen potenziellem Nutzen und unerwünschten Wirkungen für den einzelnen Patienten ab (6). Ein Problem beim Erreichen dieses Gleichgewichts ergibt sich aus den verschiedenen Informationsquellen, die integriert werden müssen. In den Leitlinien liegt der Schwerpunkt in der Regel auf systematischen Übersichten und Meta-Analysen randomisierter kontrollierter Studien (RCT), die ausschließlich auf den Nachweis von Vorteilen ausgerichtet sind (7). Beobachtungsstudien werden tendenziell als weniger aussagekräftig angesehen, obwohl es Befunde gibt, die diese Ansicht infrage stellen (7). Die Beurteilung unerwünschter Wirkungen stützt sich in erster Linie auf Beobachtungsstudien und Daten aus der klinischen Routinepraxis und kann nicht aus randomisierten kontrollierten Studien hervorgehen, es sei denn, diese Wirkungen treten zu Beginn der Behandlung auf und werden speziell untersucht (6, 7).

In der aktuellen Charakterisierung der evidenzbasierten Medizin (EBM), die sich von ihren ursprünglichen Zielen stark unterscheidet (8), wird übermäßig viel Wert auf RCT und Meta-Analysen gelegt, die nicht dazu gedacht sind, Fragen zur Behandlung einzelner Patienten zu beantworten (8, 9). Die Ergebnisse von RCT können die vergleichende Wirksamkeit von Behandlungen für den durchschnittlichen randomisierten Patienten zeigen, nicht aber für diejenigen, deren Merkmale wie Schwere der Symptome, Komorbidität und andere klinische Merkmale von der Standardmanifestation abweichen (8, 9). Feinstein (10) verglich Meta-Analysen mit der Alchemie, die es vor der modernen wissenschaftlichen Chemie gab. Die Analogie lag in der Hoffnung, etwas Bestehendes in etwas Besseres umwandeln zu können (unedle Metalle in Gold) und in der Arbeit mit heterogenem und schlecht identifiziertem Material. In der Tat werden in Meta-Analysen häufig sehr heterogene Studien einbezogen und widersprüchliche Ergebnisse auf zufällige Schwankungen zurückgeführt, während unterschiedliche Ergebnisse möglicherweise auf unterschiedliche Patientenpopulationen, Einschluss- und Protokollmerkmale zurückzuführen sind (8, 11). Es überrascht nicht, dass die Ergebnisse von Meta-Analysen häufig Eigeninteressen dienen (8) und für die Information der Patientenversorgung nur von begrenztem Nutzen sind (12).

Die EBM stellt nicht den wissenschaftlichen Ansatz in der Medizin dar: Sie ist lediglich eine restriktive Auslegung des wissenschaftlichen Ansatzes für die klinische Praxis (8). Ein solcher Ansatz bedarf der Integration in die Entscheidungsanalyse. Horwitz et al. (13) entwickelten eine Methode der klinischen Untersuchung innerhalb von RCT, die die Anwendbarkeit der Ergebnisse für die klinische Entscheidungsfindung verbessern kann. Bei der erneuten Analyse des Beta-Blocker Heart Attack-Trials stellten sie fest, dass Propranolol das Sterberisiko für den »durchschnittlichen« Patienten, der einen akuten Herzinfarkt überlebt hat, senkt. Dagegen ist es in einer Untergruppe, die durch eine spezifische Co-Therapie-Historie gekennzeichnet ist, schädlich. Wenn wir die Möglichkeit akzeptieren, dass eine Behandlung, die im Durchschnitt hilfreich ist, bei einigen unwirksam und bei anderen sogar schädlich sein kann, lernen wir vielleicht, dass eine bestimmte Therapie für eine bestimmte Klasse oder Untergruppe von Probanden nicht von Nutzen ist, die durch detailliertere Spezifikationen der klinischen Bedingungen (im Vergleich zu den RCT-Zulassungskriterien) definiert sind (13). Richardson und Doster (14) haben vorgeschlagen, bei evidenzbasierten Entscheidungen drei Dimensionen zu berücksichtigen: den potenziellen Nutzen der therapeutischen Option, die Ansprechbarkeit auf die Behandlungsoption und die Anfälligkeit für unerwünschte Wirkungen der Behandlung. Die EBM konzentriert sich auf den potenziellen Nutzen einer Therapie im Vergleich zum Ausgangsrisiko, vernachlässigt aber wahrscheinlich die beiden anderen Dimensionen. Wenn der Kliniker sich dem einzelnen Patienten zuwendet, muss er den potenziellen Nutzen einer bestimmten Behandlung sowie die Prädiktoren für das Ansprechen und die potenziellen unerwünschten Ereignisse, die durch die therapeutische Maßnahme ausgelöst werden können, genau kennen (14–16). Das Erreichen eines solchen Gleichgewichts wird durch die schwierige Integration verschiedener Informationsquellen erschwert, insbesondere wenn, wie im Fall des Absetzens von Antidepressiva, die damit verbundenen Ereignisse weitgehend unbekannt sind (17).

Die klinischen Situationen

Unabhängig davon, von wem die Initiative ausgeht (vom Patienten oder vom verschreibenden Arzt), gibt es Umstände, die das Absetzen eines bestimmten Antidepressivums erforderlich machen können. Ich werde hier die meiner Meinung nach häufigsten und problematischsten Fälle aufzählen, wobei die Liste keineswegs erschöpfend ist. In den meisten Fällen sollte die Entscheidung, ein Antidepressivum abzusetzen, natürlich gegen die Risiken einer unbehandelten Depression abgewogen werden.

Medizinische Nebenwirkungen

Die Langzeitbehandlung mit Antidepressiva der neueren Generation, wie SSRI und SNRI, kann erhebliche medizinische Nebenwirkungen verursachen (z. B. gastrointestinale Symptome, Gewichtszunahme, Herz-Kreislauf-Probleme, Blutungen) (18), die ein Absetzen und eine engmaschige medizinische Überwachung erforderlich machen können (→ Übersicht). Im Gegensatz zu TZA, die vor allem zu Beginn der Behandlung

Nebenwirkungen wie Mundtrockenheit und Verstopfung verursachen, die im Laufe der Zeit abnehmen, treten bei Antidepressiva der neueren Generation die problematischsten Nebenwirkungen oft erst nach mehreren Monaten auf (18). Einige dieser Wirkungen lassen sich möglicherweise durch das im vorangegangenen Kapitel beschriebene oppositionelle Toleranzmodell erklären, wie z. B. das verzögerte Auftreten einer Gewichtszunahme, wie eine prospektive bevölkerungsbezogene Studie zeigt (19). In der Tat wurde bereits vermutet, dass die zunehmende Exposition mit Antidepressiva eine treibende Kraft für die Pandemie der Fettleibigkeit sein könnte (20). In anderen Fällen treten bestimmte Nebenwirkungen zu Beginn der Behandlung auf und führen im Laufe der Behandlung zu einer kumulativen Toxizität, wie z. B. die Magensymptomatik im Zusammenhang mit der Einnahme von SSRI und SNRI (18). Das Auftreten solcher Störungen kann eine iatrogene Kaskade in Gang setzen: Sie können Protonenpumpenhemmer erforderlich machen, die wiederum mit dem Risiko einer schweren depressiven Störung verbunden sein können (21). Andere Arten medizinischer Nebenwirkungen, wie die kardiovaskulären (QT-Intervall-Verlängerung, basale Herzfrequenz und Herzratenvariabilität, Bluthochdruck, orthostatische Hypotonie), können während der Behandlung unterschiedlich auftreten (18, 22). Entgegen den Erwartungen hat sich gezeigt, dass Antidepressiva der neueren Generation im Hinblick auf die Sterblichkeit im Zusammenhang mit kardiovaskulären Ereignissen nicht besser sind als TZA (22).

WICHTIGSTE UNERWÜNSCHTE ARZNEIMITTELWIRKUNGEN BEI DER ANWENDUNG VON ANTIDEPRESSIVA DER NEUEREN GENERATION

- gastrointestinal (Übelkeit, Erbrechen, Blutungen)
- Hepatotoxizität
- Überempfindlichkeitsreaktionen (Haut und Gefäße)
- Gewichtszunahme und Stoffwechselstörungen
- kardiovaskulär
- Urogenitaltrakt (Retention, Inkontinenz)
- Hyponatriämie
- Osteoporose und Neigung zu Knochenbrüchen
- Blutungen
- Augenheilkunde (Glaukom, Katarakt)
- Zentralnervensystem (Kopfschmerzen, Senkung der Anfallsschwelle, extrapyramidale Nebenwirkungen, Anfälligkeit für Schlaganfälle)

Medizinische Nebenwirkungen können mit dem Absetzen des Antidepressivums abklingen, wie der folgende Fall zeigt. In anderen Fällen bleiben die medizinischen Nebenwirkungen nach dem Absetzen des Antidepressivums bestehen, was die Frage nach einem Zusammenhang mit einer anhaltenden medizinischen Störung nach dem Entzug aufwirft.

FALLBEISPIEL

Esther ist eine 68-jährige Hausfrau, der nach dem Tod ihres Mannes Venlafaxin (75 mg/Tag) verschrieben wurde, obwohl sie keine schwere depressive Störung aufwies, sondern nur eine verständliche Trauerreaktion. Kurz nach der Verschreibung von Venlafaxin wurde ihr Blutdruck (der bis dahin durch ein Diuretikum gut eingestellt war) schwer kontrollierbar. Sie nahm zwei zusätzliche blutdrucksenkende Medikamente ein, und dennoch war ihr Blutdruck zum Zeitpunkt meiner Untersuchung schlecht eingestellt. Außerdem klagte sie über schlechte Laune, Angstzustände und Unruhe. Ich beschloss daher, Venlafaxin zu reduzieren und abzusetzen, da es mit Bluthochdruck in Verbindung gebracht wird (18) und nicht wirksam war, und ersetzte es durch Clonazepam (0,5 mg zweimal täglich). Esther hatte keine Probleme, das Venlafaxin zu reduzieren und abzusetzen, und sprach gut auf Clonazepam an. Ihr Blutdruck sank, und sie erreichte eine zufrieden stellende Kontrolle nur durch den Einsatz von Diuretika.

Schwangerschaft und Stillen

Es gibt immer mehr Literatur über die potenziell schädlichen Auswirkungen von Antidepressiva während der Schwangerschaft, einschließlich Geburtsschäden und Entzugssyndromen bei den Neugeborenen (18). Antidepressiva werden auch während der Stillzeit auf das Kind übertragen (18). Die Aufforderung zum Absetzen von Antidepressiva kann von der Patientin selbst kommen, die im Internet Informationen über diese schädlichen Wirkungen gelesen hat. Im günstigsten Fall kann die Absicht vor einer Schwangerschaft erklärt werden (»Ich plane, schwanger zu werden, und möchte diese Medikamente absetzen«). Häufig wird der Antrag jedoch in unterschiedlichen Stadien der Schwangerschaft formuliert. Eine enge Abstimmung mit dem Gynäkologen ist von größter Bedeutung.

Paradoxe Wirkungen und Wechsel in eine bipolare Störung

Der Wechsel in eine Hypomanie oder Manie, Apathie, das Auftreten von Suizidalität und die Vertiefung der depressiven Stimmung, wie sie im dritten Kapitel untersucht wurden, können dazu veranlassen, die antidepressiven Medikamente abzusetzen.

Mangelnde oder nachlassende Wirksamkeit

Es kann sein, dass ein bestimmtes Antidepressivum trotz angemessener Dosierung und ausreichender Dauer der Behandlung nicht von Anfang an wirksam ist oder nach einer gewissen Zeit seine Wirksamkeit verliert, wie im dritten Kapitel beschrieben. Eine mangelnde Wirksamkeit kann auch bei einem zuvor wirksamen Antidepressivum auftreten (Resistenz).

Unklare Gründe für die Erstverschreibung und automatische Verlängerung der Behandlung

Antidepressiva werden oft ohne klare psychiatrische Indikation verschrieben, wenn jemand niedergeschlagen ist und/oder unter Stress steht. So kann sich ihre Einnahme über Jahre hinziehen (23), wie ich es bereits in mehreren klinischen Vignetten in den vorangegangenen Kapiteln beschrieben habe. In solchen Fällen sollten der Arzt und der Patient die Zweckmäßigkeit einer Verlängerung der Behandlung überprüfen.

Geplantes Absetzen der Behandlung

Ein Arzt kann ein Antidepressivum verschreiben und planen, es für eine bestimmte Zeit zu verordnen. Bei der sequenziellen Behandlung von Depressionen wird Patienten, die auf eine medikamentöse Behandlung angesprochen haben, eine Psychotherapie angeboten, während die antidepressiven Medikamente reduziert und abgesetzt werden (24). Dieses Konzept wurde in einer Reihe von randomisierten kontrollierten Studien (RCT) angewandt, und es hat sich gezeigt, dass es erhebliche Vorteile mit sich bringt (24, 25). Die Fortsetzung der Behandlung mit Antidepressiva wurde nicht mit signifikanten Vorteilen im Vergleich zum geplanten Absetzen in Verbindung gebracht (24, 25).

Verbesserung des klinischen Zustands

Einem Patienten, der wegen einer Stimmungs- oder Angststörung ein Antidepressivum einnimmt, kann es besser gehen und er kann verlangen, dass das Medikament abgesetzt wird. In einer anderen Situation kann es sich um eine Verbesserung handeln, die auf eine zusätzliche Psychotherapie zurückzuführen ist, wie in einer Studie festgestellt wurde, in der SSRI nach einer verhaltenstherapeutischen Behandlung einer Panikstörung abgesetzt wurden (26).

Patientenpräferenz

Auch wenn dieser Punkt erst zum Schluss aufgeführt wird, ist er doch von größter Bedeutung, insbesondere in einem Umfeld, das durch die gemeinsame Entscheidungsfindung gekennzeichnet ist. Wenn ein Patient wünscht, dass seine antidepressive Medikation reduziert und abgesetzt wird und dieser Wunsch vernünftig zu sein scheint, ist es sicherlich besser, wenn der Kliniker den Prozess überwacht, als wenn der Patient dies selbst tut. Es kann vorkommen, dass Patienten den Wunsch äußern, Antidepressiva abzusetzen, bevor sie ihre volle Wirkung entfalten konnten (mindestens 4–6 Wochen). Andere können diesen Wunsch zu einem sehr ungünstigen Zeitpunkt oder bei Nebenwirkungen äußern, die zu erwarten sind und wahrscheinlich nachlassen werden. Kürzlich erhielt ich eine E-Mail von einem Patienten, dem es nach fünfwöchiger Behandlung mit Antidepressiva gutging und der fragte, ob er sie plötzlich für eine Woche absetzen und dann wieder einnehmen könne, »um zu sehen, was passiert«. Egal, wie seltsam die Anfragen auch sein mögen, es sollte immer Zeit für eine Diskussion sein.

Die Bedeutung der klinischen Beurteilung und der gemeinsamen Entscheidungsfindung

Im vorangegangenen Abschnitt habe ich die wichtigsten klinischen Situationen untersucht, in denen die Entscheidung zum Absetzen von Antidepressiva getroffen werden kann. Diese Situationen sind sehr unterschiedlich, und man kann sich fragen, ob der gleiche Ansatz für alle praktikabel ist. Darüber hinaus ist das Behandlungsergebnis das kumulative Ergebnis der Interaktion mehrerer Klassen von Variablen mit einer ausgewählten Behandlung: Lebensbedingungen (z. B. Wohnung, Ernährung, Arbeitsumfeld, soziale Unterstützung), Patientenmerkmale (z. B. Alter, Geschlecht, genetische Faktoren, allgemeiner Gesundheitszustand, Persönlichkeit, Wohlbefinden), Krankheitsmerkmale und frühere therapeutische Erfahrungen, Selbstmanagement und Behandlungsumfeld (z. B. Einstellung und Aufmerksamkeit des Arztes, Krankheitsverhalten des Patienten) (27). Diese Variablen können therapeutisch oder kontratherapeutisch sein. Bei bestimmten Patienten kann ihre interaktive Kombination zu einer klinischen Verbesserung führen, wohingegen sie in anderen Fällen keine Wirkung zeigt und in einer dritten Gruppe zu einer Verschlechterung des Zustands führen kann (13).

Dieser multifaktorielle Rahmen gilt auch für die Entscheidung, ein Medikament abzusetzen, die eine therapeutische Entscheidung ist (→ Abb. 5.1). Die Anwendung des Begriffs »Deprescribing« (Absetzen unnötiger Arzneimittel) ist eine verständliche Reaktion auf die Überverschreibung, die in den letzten Jahren stattgefunden hat (1), doch vermittelt er uns auch die Vorstellung, einfach etwas wegzulassen, mit dem daraus resultierenden unguten Gefühl einer resultierenden Vulnerabilität des Patienten, statt einen therapeutischen Bestandteil durch einen anderen zu ersetzen.

Wie Gordon Guyatt, einer der Entwickler der EBM, anmerkt, gibt es in einer

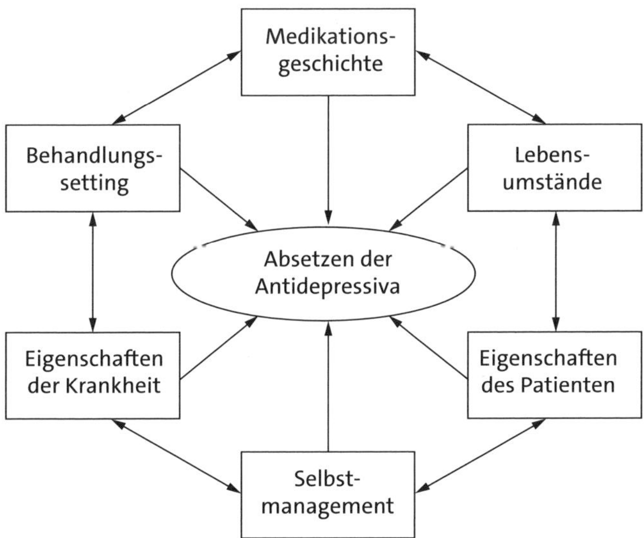

Abb. 5-1: Interagierende therapeutische Variablen, die das Behandlungsergebnis beeinflussen.

bestimmten klinischen Situation keine einzig richtige Entscheidung, und man sollte die potenziellen Schäden und Risiken jeder therapeutischen Maßnahme bewerten (28). In der Tat wurde das Modell der EBM ursprünglich so formuliert, dass die vielen Wissensquellen hervorgehoben und zusammen mit dem medizinischen Urteilsvermögen in die gemeinsamen Entscheidungen für die Versorgung des ganzen Menschen integriert werden konnten (29). In den folgenden Jahren vermittelten jedoch Eigeninteressen und mangelnde Vertrautheit mit klinischen Fragen die Botschaft, dass es nur eine richtige Option für die Behandlung eines bestimmten Zustands gibt. Der Arzt, der sich an Leitlinien hält, ist davon überzeugt, die beste Evidenz anzuwenden und »wissenschaftlich« zu sein, und er ist sich nicht bewusst, dass er lediglich angeleitet wird, Probleme auf eine bestimmte Art und Weise zu sehen: Er behandelt den Durchschnitt statt den individuellen Patienten und folgt der Pseudowissenschaft manipulierter Meta-Analysen (8). Ebenso führt die restriktive Ideologie, die die vorherrschende reduktionistische EBM-Praxis kennzeichnet, dazu, dass der Kliniker »unspezifische« Bestandteile als optional und einflusslos abtut, wobei er sich oft darauf beruft, dass »es keine Beweise für ihre Wirkung gibt«. Dem steht das klinische Bewusstsein entgegen, dass es die Summe der positiven Bestandteile (inkrementelle Behandlung) ist, die oft zu einer Verbesserung der Praxis führt (27).

Der Kliniker muss sich über den potenziellen Nutzen einer bestimmten Behandlung im Klaren sein, ebenso wie über die Prädiktoren für das Ansprechen und die potenziellen unerwünschten Ereignisse, die durch die therapeutische Maßnahme ausgelöst werden können (8, 28, 29). Das klinische Urteil hat nach wie vor die große Bedeutung, die es in der Patientenversorgung immer hatte, als Methode zur Anwendung der verfügbaren Evidenz auf den Einzelfall. Engel (30) hat das Hauptmerkmal der klinischen Wissenschaft in ihrer expliziten Aufmerksamkeit für den Menschen gesehen, wobei Beobachtung (Außenbetrachtung), Introspektion (Innenbetrachtung) und Dialog (Zwischenbetrachtung) den grundlegenden methodischen Dreiklang für die klinische Beurteilung und für die Verwissenschaftlichung der Patientendaten bilden. Im Jahr 1967 widmete Alvan Feinstein der Analyse des klinischen Urteils und der Argumentation, die der medizinischen Bewertung zugrunde liegt, z. B. der Beurteilung von Symptomen, Zeichen und dem Zeitpunkt der einzelnen Manifestationen, eine Monographie (31). Und es gibt nichts anderes als klinisches Urteilsvermögen, wenn es darum geht, die in Abbildung 5-1 dargestellten Elemente zu bewerten.

In ihrer täglichen Praxis nutzen Psychiater Beobachtung, Beschreibung und Klassifizierung, prüfen Erklärungshypothesen und formulieren klinische Entscheidungen. Bei der Beurteilung, ob ein Patient in ein Krankenhaus eingewiesen werden muss (oder aus diesem entlassen werden kann), bei der Entscheidung, ob ein Patient eine Behandlung benötigt (und wenn ja, welche), und bei der Planung von Nachsorgeuntersuchungen oder Interventionen bedient sich der Psychiater, wie jeder andere Kliniker auch, lediglich der Wissenschaft des klinischen Urteils (32). Ein solcher Ansatz wird jedoch verächtlich als gefährliche Abweichung von etablierten Mustern bezeichnet, statt als Übung in kritischem Denken (32).

Literatur

1. Gupta S, Miller R, Cahill JD (2019). Deprescribing in Psychiatry. New York: Oxford University Press.
2. Fava GA, Tomba E, Bech P (2017). Clinical pharmacopsychology: conceptual foundations and emerging tasks. Psychother Psychosom; 86: 134–140.
3. Guy A, Brown M, Lewis S, Horowitz M (2020). The ›patient voice‹: patients who experience antidepressant withdrawal symptoms are often dismissed, or misdiagnosed with relapse, or a new medical condition. Ther Adv Psychopharmacology; 10: 2045125320967183.
4. Simon GE, von Korff M, Heilingestein JH, Revicki DA, Grothams L, Katon W, Wagner EH (1996). Initial antidepressant choice in primary care. JAMA; 275: 1897–1902.
5. Dunn RL, Donoghue JM, Osminkowski RJ, Stephenson D, Hylan TR (1999). Longitudinal patterns of antidepressant prescribing inj primay care in the UK. J Psychopharmacol; 13: 136–143.
6. Vanderbroucke JP, Psaty BM (2008). Benefits and risks of drug treatments. How to combine the best evidence on benefits with the best data about adverse effects. JAMA; 300: 2417–1419.
7. Concato J, Shah N, Horwitz RI (2000). Randomized, controlled trials, observational studies, and the hierarchy of research designs. N Engl J Med; 342; 1887–1892.
8. Fava GA (2017). Evidence-based medicine was bound to fail. J Clin Epidemiol; 84: 3–7.
9. Feinstein AR, Horwitz RI (1997). Problems in the »evidence« of »evidence-based medicine«. Am J Med; 103: 529–535.
10. Feinstein AR (1995). Meta-analysis: statistical alchemy for the 21st century. J Clin Epidemiol; 48: 71–79.
11. Jane-Wit D, Horwitz RI, Concato J (2010). Variation in results from randomized, controlled trials: stochastic or systematic? J Clin Epidemiol; 63: 56–63.
12. Concato J, Horwitz RI (2019). Limited usefulness of meta-analysis for informing patient care. Psychother Psychosom; 88: 257–262.
13. Horwitz RI, Singer BH, Makuch RW, Viscoli CM (1996). Can treatment that is helpful on average be harmful to some patients? J Clin Epidemiol; 49: 395–400.
14. Richardson WS, Doster LM (2014). Comorbidity and multimorbidity need to be placed in the context of a framework of risk, responsiveness, and vulnerability. J Clin Epidemiol; 67: 244–246.
15. Vanderbroucke JP, Psaty BM (2008). Benefits and risks of drug treatments. How to combine the best evidence on benefits with the best data about adverse effects. JAMA; 300: 2417–1419.
16. Fava GA (2014). Rational use of antidepressant drugs. Psychother Psychosom; 83: 197–204.
17. Fava GA, Belaise C (2018). Discontinuing antidepressant drugs. Psychother Psychosom; 87: 257–267.
18. Carvalho AF, Sharma MS, Brunoni AR, Vieta E, Fava GA (2016). The safety, tolerability and risks associated with the use of newer generation antidepressant drugs. Psychother Psychosom; 85: 270–288.
19. Patten SB, Williams JV, Lavorato DH, Brown L, McLaren L, Eliasziw M (2009). Major depression, antidepressant medication and the risk of obesity. Psychother Psychosom; 78: 182–186.
20. Lee SH, Paz-Filho G, Matronardi C, Licinio J, Wong MI (2016). Is increased antidepressant exposure a contributory factor to the obesity pandemic? Transl Psychiatry; 6: e759.
21. Huang WS, Bai YM, Hsu JW, Huang KL, Tsai CF, Su TP, Li CT, Lin WC, Tsai SJ, pan TL, Chen TJ, Chen MH (2018). Use of proton pump inhibitors and risk of major depressive disorder. Psychother Psychosom; 87: 62–64.

22. Maslej MM, Bolker BM, Russell MJ, Eaton K, Durisko Z, Hollon SD, Swanson GM, Thomson JA, Mulsant BH, Andrews PW (2017). The mortality and myocardial effects of antidepressants are moderated by pre-existing cardiovascular disease. Psychother Psychosom; 86: 268–282.
23. Huijbregts KM, Hoogendoorn AW, Slottje P, van Balkom AJLM, Batelaan NM (2017). Long-term and short-term antidepressant use in general practice. Psychother Psychosom; 86: 362–369.
24. Guidi J, Tomba E, Fava GA (2016). The sequential integration of pharmacotherapy and psychotherapy in the treatment of major depressive disorder: a meta-analysis of the sequential model and a critical review of the literature. Am J Psychiatry; 173: 128–137.
25. Guidi J, Fava GA (2020). Sequential Combination of Pharmacotherapy and Psychotherapy in Major Depressive Disorder: A Systematic Review and Meta-analysis. JAMA Psychiatry; e203650.
26. Fava GA, Bernardi M, Tomba E, Rafanelli C (2007). Effects of gradual discontinuation of selective serotonin reuptake inhibitors in panic disorder with agoraphobia. Int J Neuropsychopharmacol; 10: 835–838.
27. Fava GA, Guidi J, Rafanelli C, Rickels K (2017). The clinical inadequacy of the placebo model and the development of an alternative conceptual framework. Psychother Psychosom; 86: 332–340.
28. Guyatt G (2017). EBM has not only called out the problems but offered solutions. J Clin Epidemiol; 84: 8–10.
29. Richardson WS (2017). The practice of evidence-base medicine involves the care of the whole persons. J Clin Epidemiol; 84: 18–21.
30. Engel GL (1992). How much longer must medicine's science be bound by a seventeenth century world view? Psychother Psychosom; 57: 3–16.
31. Feinstein AR (1967). Clinical Judgment. Baltimore: Williams & Wilkins.
32. Fava GA (2013). Clinical judgment in psychiatry: requiem or reveille? Nord J Psychiatry; 67: 1–10.

6 Das Setting für das begleitete Absetzen von Antidepressiva

EINLEITUNG

Die Begleitung beim Absetzen von Antidepressiva erfordert eine Revision des derzeitigen Ambulanzmodells, die das Fachwissen des Facharztes sowie der anderen Kliniker im Behandlungsteam maximiert. Die Basiseinheit würde aus einem Psychiater (mit angemessenem Hintergrundwissen sowohl in Psychopharmakologie als auch in Psychotherapie), einem Internisten und vier klinischen Psychotherapeuten bestehen, die nach der anfänglichen Evaluation durch den Psychiater eine evidenzbasierte Behandlung durchführen können. Die Arbeitsweise des Teams legt den Schwerpunkt auf wiederholte Evaluationen, eine sequenzielle Kombination von Behandlungen und eine enge Koordinierung der Teammitglieder. Eine Alternative könnte ein klinischer pharmakopsychologischer Dienst sein, der sich speziell mit den Problemen befasst, die das Absetzen von Psychopharmaka mit sich bringt.

Die meisten meiner klinischen Erfahrungen mit dem Absetzen von Antidepressiva habe ich in einem klinischen Umfeld gesammelt, das einige besondere Merkmale aufweist. Es handelt sich um ein Programm für affektive Störungen, das ich in den frühen 90er-Jahren in Norditalien eingerichtet habe, um das sequenzielle Modell auf die Behandlung von affektiven Störungen und Angststörungen anzuwenden (1). Das sequenzielle Modell besteht in der konsekutiven Anwendung von zwei Behandlungsformen: Psychotherapie nach Pharmakotherapie, Pharmakotherapie nach Psychotherapie, sequenzielle Anwendung von zwei psychotherapeutischen oder pharmakologischen Strategien (1). Es handelt sich um einen intensiven, zweistufigen Ansatz, der sich aus der Erkenntnis ergibt, dass eine einzige Behandlungsform mit einer spezifischen Intervention (sei es Pharmakotherapie oder Psychotherapie) sowohl in der Forschung als auch in der klinischen Praxis kaum eine Lösung für die Behandlung der affektiven Störungen der Patienten bringen kann. Das Programm für diese Störungen wird von Psychiatern, Internisten und klinischen Psychologen gemeinsam durchgeführt. Die anfänglichen Aktivitäten haben sich bald zu denen einer Spezialambulanz ausgeweitet, die versucht, eine Antwort auf ungewöhnliche und/oder komplizierte und/oder behandlungsresistente Fälle zu finden. Überweisungsquellen können Hausärzte und andere Fachärzte, klinische Psychologen, Psychiater oder Patienten sein, die sich selbst vorstellen können.

Als Psychiater, der die Ersteinschätzung vornimmt (sowie die anschließende pharmakologische Behandlung in den meisten Fällen und die Psychotherapie in ausgewählten Fällen), wurde ich mit den Problemen konfrontiert, die das Absetzen von Antidepressiva mit sich bringt. Ein Psychologe konnte uns z. B. Patienten mit Angststörungen (z. B. Panik und Phobien) schicken, die dank einer psychologischen Therapie in Remission waren, aber Schwierigkeiten hatten, die medikamentöse Therapie abzusetzen (2). Oder es baten uns Hausärzte um Hilfe, die ihren Patienten meist SSRI und SNRI verschrieben und dann keinen Weg gefunden hatten, sie wieder abzusetzen. Es kam auch vor, dass Kollegen aus ganz Italien, die sich selbst Antidepressiva verschrieben hatten, wissen wollten, welchen »Trick« man für das Absetzen braucht. Ich konnte eine umfangreiche klinische Erfahrung sammeln (Hunderte von Fällen), die, wie alle meine klinischen Begegnungen, meist von besonderer Schwere, Hartnäckigkeit, Resistenz und von Komplikationen gekennzeichnet waren. Es liegt auf der Hand, dass ein Patient, der keine Probleme beim Absetzen seines Antidepressivums hatte, kaum zu uns kam. Meine Praxis ist auch aufgrund eines anderen Merkmals für solche Fälle prädestiniert: Fast immer kam die Erstverschreibung nicht von mir (das wäre auch ziemlich unwahrscheinlich gewesen, da ich nur selten SSRI verschreibe und noch nie einen SNRI verschrieben habe). So lernte ich, wie wichtig (und schwierig) die Medikationsanamnese ist, wie ich im nächsten Kapitel erläutern werde. Im Laufe der Jahre gewann ich die Einsicht, dass das Absetzen eines Antidepressivums oft komplizierter ist und mehr »technische« Kompetenz erfordert als das Ansetzen. Ich machte die Erfahrung, dass es einem Patienten passieren kann, dass er oder sie zwar vom Entzug, nicht aber von einem Rückfall verschont werden kann und dass die Art von Struktur, die wir für das sequenzielle Behandlungsmodell geschaffen haben, absolut notwendig war, um die Patienten, die Antidepressiva absetzen wollten, angemessen zu unterstützen. Ich vertrete die Auffassung, dass ein Absetzen von Antidepressiva ohne ärztliche Beratung und angemessene psychotherapeutische Unterstützung erhebliche Risiken für den Patienten birgt und häufig zum Scheitern verurteilt ist. Eine Alternative könnten klinische Dienste darstellen, die speziell auf das Absetzen von Psychopharmaka ausgerichtet sind.

Ich werde hier das Modell unseres Programms für affektive Störungen und eine andere Art von Dienst, der von Fiammetta Cosci an der Universität Florenz initiiert wurde, als Beispiele für klinische Einrichtungen vorstellen, die auf das Absetzen von Antidepressiva ausgerichtet sind.

Ein neues Modell einer Ambulanz für affektive Störungen

Ich stelle die personelle Ausstattung, die Funktionsweise und die Modalitäten der Integration der operativen Grundeinheit der Ambulanz vor, die je nach Anzahl und Bedarf der betreuten Patienten multipliziert werden könnten (3). Zur Grundeinheit gehören ein Psychiater, ein Internist und vier Psychotherapeuten, in unserem Fall klinische Psychologen. Der Psychiater sollte über eine angemessene Ausbildung sowohl in Psychopharmakologie als auch in Psychotherapie verfügen. Erfahrung in der Durchführung von Psychotherapie ist unerlässlich, unabhängig davon, ob der Psychiater sie in der Klinik anbietet oder nicht, da die Überweisung zur Psychotherapie ein tiefes Verständnis der Indikationen und Kontraindikationen der vorgeschlagenen psychotherapeutischen Technik erfordert. Der Internist sollte in der Lage sein, eine spezialisierte medizinische Beurteilung vorzunehmen, insbesondere bei endokrinen und kardiovaskulären Problemen, und mit dem Einsatz von Psychopharmaka vertraut sein. Psychotherapeuten können über unterschiedliche Erfahrungen und Ausbildungen in evidenzbasierten psychotherapeutischen Strategien verfügen. Geeignet ist z.B. die kognitive Verhaltenstherapie, mit besonderem Schwerpunkt auf der Überwachung von Selbsttherapieansätzen, wie Expositions-Hausaufgaben, und auf der Rolle des Patienten selbst im Genesungsprozess, einschließlich der Ernährung und Bewegung (3). Das Funktionieren der Ambulanz erfordert eine enge Koordinierung der Arbeit der Teammitglieder, mit wiederholten psychiatrischen Beurteilungen und medizinischen Bewertungen (3).

Psychiatrische Beurteilung

Im gegenwärtigen Klinikmodell, das weltweit in vielen Kontexten Anwendung findet, werden eine Diagnose und ein Behandlungsplan in der Regel nach einem einzigen Erstbesuch erstellt und in den darauffolgenden Monaten oder Jahren ohne zusätzliche Zeit für eine erneute Bewertung weiterverfolgt. Dieser Ansatz beruht auf einer eindimensionalen Querschnittsbetrachtung der Störung mit der impliziten Annahme, dass sich die Krankheit nicht weiterentwickelt und sich die Diagnose im Laufe der Zeit nicht ändert (3). So kommt es nicht selten vor, dass eine scheinbar eindeutige unipolare Major Depression als bipolare Störung neu diagnostiziert wird, weil die Vorboten der manischen Episode bei der ersten Beurteilung übersehen oder verdeckt wurden. Eine genaue Diagnose und eine wirksame Behandlung hängen häufig von wiederholten Beurteilungen ab, doch in der üblichen Klinikumgebung steht dem behandelnden Arzt für diesen Prozess nicht genügend Zeit zur Verfügung (3). Selbst wenn der Therapeut über ausreichendes Fachwissen verfügt, um die Diagnose nachzuschärfen, sind Zeit und Struktur für eine gemeinsame Diskussion mit dem Verordner für eine umfassende Neubewertung nicht vorhanden.

Medizinische Bewertung

Zwischen 20 und 50% der psychiatrischen Patienten haben aktive medizinische Erkrankungen (4, 5), und psychiatrische Medikamente wie Antidepressiva können zusätzliche medizinische Risiken bergen (6). Ein umfassendes Verständnis des medizinischen Zustands des Patienten ist nicht nur wichtig, um die psychiatrischen Symptome zu klären, sondern auch, um den Bedarf an allgemeiner medizinischer Versorgung zu bestimmen und psychiatrische Behandlungen auszuwählen, die keine negativen Wechselwirkungen mit der medizinischen Erkrankung und ihrer Behandlung haben. Es ist selbstverständlich, dass eine medizinische Diagnose von einer sorgfältigen Anamnese und körperlichen Untersuchung abhängt, die gegebenenfalls durch Laboruntersuchungen ergänzt wird (4, 7). Dennoch werden solche Untersuchungen in der Klinik nur selten von Psychiatern oder anderen Personen durchgeführt (8).

Wiederholte psychiatrische Beurteilungen und medizinische Untersuchungen sind die Hauptgrundlage für das Absetzen von Antidepressiva. Außerdem ist es nicht immer leicht, eine angemessene Zusammenarbeit mit den ärztlichen Kollegen zu erreichen. Ich erinnere mich, dass ich einmal einem Kardiologen, der einen Patienten mit einer Antikoagulanzientherapie behandelte, eine E-Mail schickte, in der ich ihm mitteilte, dass ich Sertralin (das ohne triftigen Grund verschrieben worden war) ausschleichen und absetzen würde und dass seine Therapie möglicherweise angepasst werden müsse. Er antwortete mit einer verärgerten Mail, dass es seines Wissens (welches allerdings sehr überschaubar war, muss ich sagen), keine Wechselwirkung gäbe. Ich solle mich um meine eigenen Angelegenheiten kümmern. Mein Mentor Robert Kellner pflegte zu sagen, dass der schwierigste Teil der Medizin der Umgang mit Kollegen sei, nicht der mit Patienten. Es ist ein großer Vorteil, einen Internisten zu haben, der sich mit den Problemen auskennt, die wir in der Psychiatrie haben, auch mit denen, die mit dem Absetzen von Psychopharmaka zusammenhängen. Denken wir an den im vorigen Kapitel beschriebenen Fall von Esther, deren Bluthochdruck sich durch Venlafaxin verschlimmerte. Nach dem Absetzen von Venlafaxin musste die antihypertensive Behandlung angepasst werden, was einem Psychiater im Allgemeinen nicht leichtfallen würde. Oder denken wir an einen Patienten, der einen SSRI einnimmt und wegen Magenproblemen (die möglicherweise durch den SSRI ausgelöst wurden) mit begrenztem Erfolg Proteinpumpenhemmer einnimmt: Hier ist ein Internist erforderlich, um die Notwendigkeit eines Proteinpumpenhemmers nach dem Absetzen des SSRI neu zu bewerten.

Der klinisch-pharmakologische Dienst

In den letzten zwei Jahrzehnten haben sich Websites zu einer unschätzbaren Quelle der Unterstützung für Patienten entwickelt, die versuchen, Antidepressiva abzusetzen oder unter anhaltenden Entzugsstörungen leiden (9, 10). In der Tat ist das Internet die wichtigste Überweisungsquelle für einen neuartigen klinischen Dienst, der vor kurzem eingeführt wurde (11). Der Name Klinisch-pharmakopsychologischer Dienst leitet sich von einem neuen Bereich der klinischen Psychologie ab, der sich mit den psychologischen Auswirkungen von Medikamenten beschäftigt (11, 12). Er umfasst den klinischen Nutzen von Psychopharmaka, die Merkmale, die das Ansprechen auf die Behandlung vorhersagen, die durch die Behandlung verursachten Schwachstellen (Nebenwirkungen, Verhaltenstoxizität, iatrogene Komorbidität) und die Wechselwirkungen zwischen medikamentöser Behandlung und psychologischen Variablen. Ziel ist eine umfassende Bewertung der klinischen Veränderungen, die mit dem von Per Bech (13) eingeführten pharmakopsychometrischen Dreieck in Zusammenhang stehen:

- erwünschte und erwartete Behandlungseffekte
- behandlungsbedingte unerwünschte Nebenwirkungen
- die persönliche Erfahrung des Patienten mit einer Veränderung des Wohlbefindens und/oder der Lebensqualität

Die im Rahmen des Dienstes durchgeführte Evaluation, die sich in hohem Maße auf Telemedizin und Internetinterventionen stützt, ist das Ergebnis einer multidisziplinären Anstrengung (Psychiater, klinische Psychologen, Internisten), ähnlich dem Modell des Programms für affektive Störungen, das ich im vorherigen Abschnitt beschrieben habe.

Auf der Suche nach einem Platz in der Gesundheitsversorgung

Ein Allgemeinmediziner suchte meinen Rat. Er hatte sich selbst Paroxetin 20 mg/Tag verschrieben, als er gerade eine schmerzhafte Scheidung durchmachte.

FALLBEISPIEL

»Ich hatte gesehen, dass viele meiner Patienten sehr von diesem Medikament profitierten, und ich dachte, dass das auch bei mir der Fall sein könnte. Es hat tatsächlich geholfen: Ich spürte eine gewisse Erleichterung und konnte nach einigen Wochen gut schlafen. Aber meine Probleme mit meiner früheren Frau waren noch nicht ausgestanden, und es war nicht einfach, unsere Kinder von unserem Streit fernzuhalten. Deshalb hielt ich es für besser, Paroxetin weiter einzunehmen, sozusagen als Schutz. Nach ein paar Jahren ging es etwas bergauf, und ich beschloss, dass es an der Zeit war, mit der Einnahme aufzuhören. Ich wusste, dass ich es schrittweise tun musste, also teilte ich die 20-mg-Tablette. Ein Albtraum: ein Aufflackern der somatischen Symptome mit totalem Konzentrationsverlust (Ich konnte nicht einmal als Arzt arbeiten). Ich kehrte zur ursprünglichen Dosis zurück, und es wurde besser. Ich erinnerte mich daran, dass dies auch einigen meiner Patienten passiert war. Ich hatte einige Psychiater, die ich kannte, um Rat gebeten, weil sie ähnliche Probleme wie ich hatten. Sie sagten mir nur, dass diese Patienten einfach zu den Medikamenten zurückkehren sollten, die sie vorher genommen hatten. Also dachte ich, dass ich vielleicht noch nicht so weit sei, und wartete ein paar Monate ab. Aber das Gleiche passierte wieder. Ich sprach erneut mit einer der beiden Psychiater, der sagte: ›Sie haben einfach einen Rückfall. Nehmen Sie weiter Ihre Tabletten!‹ Ich wusste, dass das nicht stimmte: Rückfall wovon? Ich hatte noch nie eine solche Depression erlebt, wie ich sie bei meinen Patienten gesehen hatte. Mir wurde klar, dass ich mich in einem Niemandsland befand, dass ich eine Krankheit hatte, aber es gab keinen Ausweg. Als Hausarzt war ich recht gut darin, meine Patienten an die richtigen Spezialisten zu überweisen. Aber ich konnte nichts für mich selbst tun.«

Diese Schilderung erinnerte mich an das, was George Engel in einem seiner wichtigsten Aufsätze, »A unified concept of health and disease«, der 1960 veröffentlicht wurde, geschrieben hatte (14).

> Die traditionelle Einstellung zur Krankheit neigt in der Praxis dazu, das, was sie als Krankheit einstuft, auf das zu beschränken, was der Arzt verstehen oder erkennen kann und/oder was seiner Meinung nach durch sein Eingreifen verbessert werden kann. Diese Haltung hat der Medizin im Laufe ihrer Geschichte zugesetzt und sie steht immer noch im Weg zur vollständigen Anerkennung der Krankheit als natürliches Phänomen. (14, S. 471)

Für eine kompetente medizinische Versorgung von Menschen, die unter den Folgen der Reduzierung und des Absetzens von Antidepressiva leiden, gibt es derzeit keinen Platz. In einem von der Pharmaindustrie kontrollierten und geprägten Umfeld sind Ärzte nicht einmal in der Lage, »iatrogen zu denken« (15).

Literatur

1. Fava GA (1999). Sequential treatment: a new way of integrating pharmacotherapy and psychotherapy. Psychother Psychosom; 68: 227–229.
2. Fava GA, Bernardi M, Tomba E, Rafanelli C (2007). Effects of gradual discontinuation of selective serotonin reuptake inhibitors in panic disorder with agoraphobia. Int J Neuropsychopharmacol; 10: 835–838.
3. Fava GA, Park SK, Dubovsky SL (2008). The mental health clinic. A new model. World Psychiatry; 7: 177–181.
4. Schiffer RB, Klein RF, Sider RC (1998). The Medical Evaluation of Psychiatric Patients. New York: Plenum Press.
5. Sartorius N, Holt RIG, Maj M (eds) (2015). Comorbidity of Mental and Physical Disorders. Basel: Karger.
6. Carvalho AF, Sharma MS, Brunoni AR, Vieta E, Fava GA (2016). The safety, tolerability and risks associated with the use of newer generation antidepressant drugs. Psychother Psychosom; 85: 270–288.
7. Sonino N, Peruzzi P (2009). A psychoneuroendocrinology service. Psychother Psychosom; 78: 346–351.
8. McIntyre JS, Romano J (1977). Is there a stethoscope in the house (and is it used?)? Arch Gen Psychiatry; 34: 1147–1151.

9. Belaise C, Gatti A, Chouinard VA, Chouinard G (2012). Patient online report of selective serotonin reuptake inhibitor (SSRI) induced persistent postwithdrawal anxiety and mood disorders. Psychother Psychosom; 81: 386–388.
10. Hengartner MP, Schulthess L, Sorensen A, Framer A (2020). protracted withdrawal syndrome after stopping antidepressants: a descriptive quantitative analysis of consumer narratives from a large internet forum. Ther Adv Psychopharmacology; 10: 2045125320980573.
11. Cosci F, Guidi J, Tomba E, Fava GA (2019). The emerging role of clinical pharmacopsychology. Clin Psychol Eur; 1: 35128.
12. Fava GA, Tomba E, Bech P (2017). Clinical pharmacopsychology: conceptual foundations and emerging tasks. Psychother Psychosom; 8: 134–140.
13. Bech P (2009). Applied psychometrics in clinical psychiatry. Acta Psychiatr Scand; 120: 400–409.
14. Engel GL (1960). A unified concept of health and disease. Perspect Biol Med; 3: 459–485.
15. Fava GA, Rafanelli C (2019). Iatrogenic factors in psychopathology. Psychother Psychosom; 88: 129–140.

7 Die Bedeutung der klinischen Bewertung

EINLEITUNG

Im Rahmen des geleiteten Absetzens von Antidepressiva müssen die Standard-Diagnosekriterien (DSM-5) durch einen spezifischen klinischen Ansatz ergänzt werden, der auf die Erfassung von Daten, die Organisation der Ergebnisse und die Formulierung von Behandlungsplänen ausgerichtet ist. Neben der üblichen klinischen Beurteilung sind klinimetrische Elemente im Zusammenhang mit der Behandlungsanamnese und der Stadieneinteilung, der Beurteilung des aktuellen klinischen Zustands, der Makroanalyse und der Überwachung des Fortschritts der Reduzierung und des Absetzens erforderlich, um die Beurteilung in klinische Entscheidungen umzusetzen.

Diagnostische Kriterien, wie die des DSM-5 (1), sind zur Grundlage für die Formulierung von Fällen und die Behandlung geworden. Das Hauptaugenmerk wurde auf die Standardisierung des Beurteilungsprozesses gelegt, der zur Diagnosekonfiguration führt (2), und oft ist eine Medikamentenverschreibung die einzige automatische Übersetzung dieses klinischen Prozesses.

Die übliche klinische Taxonomie in der Psychiatrie berücksichtigt nicht die Muster der Symptome, den Schweregrad der Erkrankung, die Auswirkungen komorbider Erkrankungen, den Zeitpunkt der Erscheinungen, die Geschwindigkeit des Krankheitsverlaufs, das Ansprechen auf frühere Behandlungen und andere klinische Unterscheidungen, die wichtige prognostische und therapeutische Unterschiede zwischen Patienten aufzeigen, die sich ansonsten täuschend ähnlich zu sein scheinen, da sie die gleiche psychiatrische Diagnose haben (3). Der klinische Prozess in der Psychiatrie, d.h. die Art und Weise, wie das klinische Urteil, das zu medizinischen Entscheidungen führt, formuliert wird, wurde bisher kaum berücksichtigt (3).

1982 führte Alvan Feinstein den Begriff »Klinimetrik« (4) ein, um einen Bereich zu bezeichnen, der sich mit der Messung klinischer Aspekte befasst, die in der üblichen klinischen Taxonomie keinen Platz finden. Dazu gehören die Art, der Schweregrad und die Abfolge von Symptomen, die Progredienz des Krankheitsverlaufs (Staging), der Schweregrad von Komorbiditäten, die Auswirkungen früherer Behandlungen, Probleme der Funktionsfähigkeit, Gründe für medizinische Entscheidungen (z.B. Behandlungsentscheidungen) und viele andere Aspekte des täglichen Lebens, wie Wohlbefinden und Stress (5, 6). Die klinimetrische Forschung in der Psychiatrie hat wichtige

Erkenntnisse über die Rolle und Funktion der klinischen Beurteilung (3) und die anhaltenden Auswirkungen früherer Behandlungen (7) erbracht.

In den letzten zwei Jahrzehnten hat der Einsatz von Psychopharmaka drastisch zugenommen: Berichten zufolge nimmt einer von sechs Erwachsenen in den USA mindestens einmal im Jahr Psychopharmaka ein, und in acht von zehn Fällen handelt es sich um eine Langzeitbehandlung (8). Antidepressiva führen die Rangliste der Medikamente an (8). Erschwerend kommt hinzu, dass in der Medizin und der Psychiatrie häufig eine Polypharmazie praktiziert wird (9).

Die derzeitigen Diagnosemethoden in der Psychiatrie (1, 2) beziehen sich auf Patienten, die frei von Medikamenten sind, und berücksichtigen die Frage der iatrogenen Komorbidität nicht ausreichend. Sie eignen sich für einen Patienten, den es nicht mehr gibt: Die meisten psychiatrischen Fälle, die in der klinischen Praxis auftreten, werden zum Zeitpunkt der ersten psychiatrischen oder psychologischen Beurteilung in irgendeiner Form mit Psychopharmaka behandelt und müssen auf iatrogene Faktoren untersucht werden.

Die diagnostischen Kriterien im Rahmen der geleiteten Absetzung von Antidepressiva müssen daher durch einen spezifischen klinischen Ansatz integriert werden, der auf die Sammlung von Daten, die Organisation von Befunden und die Formulierung von Behandlungsplänen ausgerichtet ist, was in der Praxis normalerweise nicht der Fall ist. Zusätzlich zu der üblichen klinischen Bewertung (2) werden klinimetrische Elemente im Zusammenhang mit der Behandlungsanamnese und der Einstufung, der Bewertung des aktuellen klinischen Zustands, der Makroanalyse und der Überwachung des Fortschritts der Verjüngung und des Absetzens skizziert. Ich argumentiere, dass eine solche Bewertung für eine fundierte Entscheidung in den in → Kap. 5 beschriebenen klinischen Situationen notwendig ist. Diese genaue Bewertung ist besonders wichtig, wenn der Kliniker, der die Entscheidung trifft, nicht derselbe ist, der das Antidepressivum verschrieben hat.

Behandlungsanamnese und Staging

Bei der psychiatrischen und psychologischen Beurteilung wird der Erfassung von Informationen über frühere Behandlungen nicht genügend Bedeutung beigemessen. So wird in der dritten Ausgabe der Praxisleitlinien für die psychiatrische Beurteilung von Erwachsenen der American Psychiatric Association (2) zwar erwähnt, wie wichtig es ist, frühere psychiatrische Behandlungen zu erfragen, entweder mit offenen Fragen oder mit einer detaillierten Befragung zu jeder einzelnen Behandlung. Sie gibt jedoch keine spezifischen Hinweise auf die Art der Informationen, die besonders aussagekräftig sein können.

Ein erster entscheidender Punkt ist die Erhebung von Daten über frühere Behandlungen mit antidepressiven Medikamenten, und zwar nicht nur hinsichtlich ihrer

Wirksamkeit, sondern auch hinsichtlich des Auftretens von unerwünschten Wirkungen, insbesondere von Phänomenen der Verhaltenstoxizität, wie in der →Übersicht vorgeschlagen. Diese Fragen können einige Zeit in Anspruch nehmen und stehen im Widerspruch zu der Tatsache, dass die Patienten möglicherweise keine Unterlagen über die vorherige Einnahme von Antidepressiva haben (so erinnert meine Sekretärin die Patienten immer daran, alle medizinischen Informationen mitzubringen, aber ihre Erfolgsquote ist ziemlich niedrig) oder sich daran nicht erinnern. Manchmal muss man die Informationen bei einer späteren Beurteilung erneut überprüfen oder einen Verwandten hinzuziehen (insbesondere bei männlichen Patienten).

SCHLÜSSELFRAGEN ZUR BEWERTUNG DER VERHALTENSTOXIZITÄT VON ANTIDEPRESSIVA

1. In welcher Reihenfolge wurden in der Vergangenheit Antidepressiva eingenommen (Dauer, Dosierung, Adhärenz)? Besonderes Augenmerk sollte auf die gleichzeitige Einnahme von Medikamenten und auf das Auftreten von Substanzmissbrauch gelegt werden.
2. Gab es eine zufriedenstellende Reaktion?
3. Gab es paradoxe Wirkungen bei einem dieser Medikamente oder deren Kombinationen (z. B. verstärkte Depression)?
4. Kam es während oder unmittelbar nach der Behandlung zu einem Wechsel in einen entgegengesetzten Zustand (z. B. Hypomanie oder Manie bei Antidepressiva)?
5. Ging die klinische Wirkung trotz angemessener Therapietreue während einer Langzeitbehandlung mit Antidepressiva verloren?
6. Gab es ein Ausbleiben der Reaktion auf eine zuvor wirksame pharmakologische Behandlung, als diese nach einer medikamentenfreien Zeit wieder aufgenommen wurde?
7. Hat der Patient in der Vorgeschichte Antidepressiva eingenommen, ohne dass eine Wirkung eingetreten ist?
8. Traten beim Reduzieren und/oder Absetzen von Antidepressiva Entzugserscheinungen auf? Gab es anhaltende Störungen nach dem Entzug?

Es ist sehr wichtig, die Informationen nicht auf psychotrope Medikamente zu beschränken, sondern sie auf Medikamente auszudehnen, die auf Erkrankungen abzielen, die psychiatrische Syndrome auslösen können (10), insbesondere auf solche, die speziell mit dem Auftreten von Depressionen in Verbindung gebracht werden (11–13), wie Kortikosteroide, Antikonvulsiva, orale Kontrazeptiva, GnRH-Agonisten, Tamoxifen und Interferon. In einer großen Querschnittserhebung (14) wurde festgestellt, dass die Einnahme mehrerer Medikamente, die als unerwünschte Wirkung Depressionen hervorrufen können, mit einer größeren Wahrscheinlichkeit für das gleichzeitige Auftreten von Depressionen verbunden ist.

Es ist auch wichtig, Informationen über etwaige frühere Erfahrungen mit Psychotherapie zu sammeln, da sie sich auf künftige Indikationen auswirken können. Die

Informationen, die mit der Behandlungsanamnese gesammelt werden, eignen sich für die Anwendung von Staging-Methoden.

Lange Zeit hatte die Psychiatrie das Staging als Modell zur Klassifizierung der Längsschnittentwicklung psychischer Störungen vernachlässigt. Im Jahr 1993 führten Robert Kellner und ich (15) das klinimetrische Konzept der Stadieneinteilung in die psychiatrische Klassifikation ein. Sobald ein Index das Vorhandensein eines bestimmten Krankheitszustands definiert (diagnostische Kriterien), müssen dessen Schweregrad, Ausmaß und Längsschnittmerkmale bewertet werden (15, 16). →Abbildung 7-1 skizziert die grundlegende Klassifizierung der Stadien einer schweren depressiven Störung. Die Prodromalphase (Stadium 1) ist durch das Auftreten von depressiven Symptomen gekennzeichnet, vor allem Angstzustände, Reizbarkeit, Anhedonie und Schlafstörungen. Es gibt eine große interindividuelle Variabilität bei den Prodromalstadien; bei einem bestimmten Patienten neigen verschiedene Krankheitsepisoden jedoch dazu, eine ähnliche Prodromalsymptomatik aufzuweisen (15, 16). Im Stadium 2 treten die Betroffenen mit einer depressiven Hauptepisode auf; danach kann eine Restphase (Stadium 3) auftreten. Residualsymptome sind ein starker Prädiktor für einen Rückfall (16). Bestimmte Prodromalsymptome können von den akuten Manifestationen der Störung überschattet werden, bleiben aber als Residualsymptome bestehen und entwickeln sich zu Prodromalsymptomen für einen Rückfall. Detre und Jarecki (17) haben ein Modell für den Zusammenhang zwischen Prodromal- und Residualsymptomatik bei psychiatrischen Erkrankungen entwickelt, das sie als Rollback-Phänomen bezeichneten: Während die Krankheit abklingt, durchläuft sie nach und nach, wenn auch in umgekehrter Reihenfolge, viele der Stadien und Symptome, die während ihrer Entstehung zu beobachten waren. Es besteht auch ein zeitlicher Zusammenhang zwischen dem Zeitpunkt der Entwicklung einer Störung und der Dauer der Genesungsphase. Das Rollback-Phänomen wurde bei Stimmungs- und Angststörungen nachgewiesen (16). Stadium 4 ist durch eine Chronifizierung gekennzeichnet, die sich als rezidivierende Depression oder doppelte Depression (anhaltende Depression mit Episoden einer schweren depressiven Störung) oder als chronische schwere depressive Episode von mindestens zwei Jahren Dauer ohne Unterbrechung äußern kann.

Prodromal-
phase
schwere
depressive
Episode
residuale
Phase
chronifizierte
schwere
depressive Episode

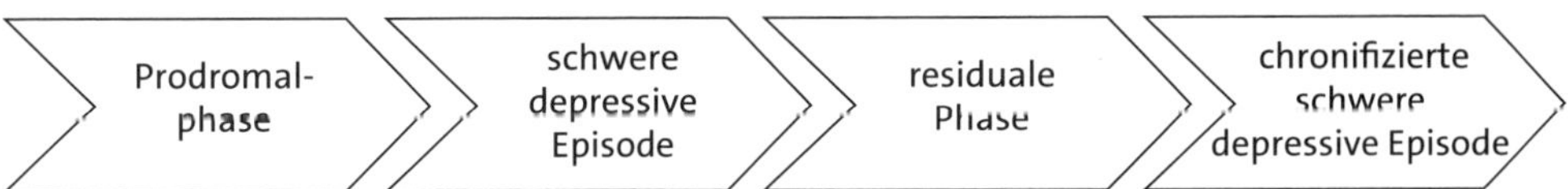

Abb. 7-1: Die Längsschnittentwicklung (Staging) von depressiven Störungen.

Bei der Stadieneinteilung wird auch das Ansprechen der Krankheit auf bestimmte Therapien berücksichtigt, insbesondere die Therapieresistenz (16), die durch iatrogene Manifestationen der Verhaltenstoxizität verursacht werden kann (18). Diese letztgenannten Manifestationen können auch im Lichte des oppositionellen Toleranzmodells betrachtet und nach der Staging-Methode (→Übersicht) klassifiziert werden (18). Auch wenn es dazu keine veröffentlichten Daten gibt, ist es denkbar, dass Stufe 1 und höher mit dem Risiko der Entwicklung von Entzugssyndromen während des Taperings oder nach dem Absetzen von Antidepressiva verbunden ist. Meine klinische Erfahrung würde einen solchen Zusammenhang bestätigen.

MANIFESTATIONEN OPPOSITIONELLER TOLERANZ IN AKTUELLEN UND/ODER FRÜHEREN DEPRESSIVEN EPISODEN NACH EINEM STUFENSCHEMA (MOD. NACH [18])

Stufe 0: Kein Auftreten der folgenden Ereignisse:

a) paradoxe Effekte (d. h. verstärkte Depression unter Antidepressiva)
b) Wechsel zu Hypomanie oder Manie während der Einnahme von Antidepressiva
c) Verlust der klinischen Wirkung von Antidepressiva trotz ausreichender Adhärenz
d) Ausbleiben der Reaktion auf eine zuvor wirksame antidepressive Behandlung, wenn diese nach einer medikamentenfreien Zeit wieder aufgenommen wurde
e) Entzugssyndrom nach Verjüngung und/oder Umstellung und/oder Absetzen eines Antidepressivums*
f) Anhaltende Entzugsstörung nach Absetzen eines Antidepressivums*

Stufe 1: Auftreten eines Ereignisses

Stufe 2: Auftreten von zwei Ereignissen

Stufe 3: Auftreten von drei Ereignissen

Stufe 4: Auftreten von vier oder mehr Ereignissen

* nach Cosci und Chouinard (19)

Bewertung der aktuellen Situation und Makroanalyse

Das DSM-5 (1) weist erhebliche Einschränkungen bei der Bewertung des aktuellen Zustands des Patienten auf, für den ein Absetzen von Antidepressiva erwogen wird. Ein Nachteil ist die flache, querschnittliche Sichtweise der Störungen, die das DSM-5 mit sich bringt (1). Bei der Beurteilung eines Patienten, der sich in einem scheinbar stabilen Zustand befindet und Antidepressiva einnimmt, sollte auf das Vorhandensein und die Merkmale einer Residualsymptomatik geachtet werden, die als das Fortbestehen von Symptomen und Zeichen trotz scheinbarer Remission oder Genesung definiert ist (20–22). Solche Symptome sind nach Abschluss einer medikamentösen oder psychotherapeutischen Behandlung der Depression die Regel. Es ist daher notwendig, die Symptomatik des Patienten sowohl im Hinblick auf depressive Symptome als auch auf Angstsymptome vollständig zu bewerten. Da Residualsymptome ein starker Prädiktor für einen Rückfall sind (20–22), sollte das Vorhandensein erheblicher Residualsymptome trotz scheinbarer Remission den Arzt auf die Risiken aufmerksam machen, die ein Abbruch der Behandlung mit sich bringt, und ein sequenzielles Behandlungsmodell erforderlich machen, d. h. ein Abbruch kann nur während oder nach einer Psychotherapie erfolgen, die auf die Residualsymptomatik ausgerichtet ist (20–22). Die Bedeutung der Stadieneinteilung für die Konfiguration der Symptome wird deutlich. Zum einen kann eine begrenzte Anzahl von depressiven Symptomen, die nicht ausreichen, um die Diagnose einer schweren depressiven Episode zu stellen, bei Patienten auftreten, die keine Drogen nehmen. Eine andere Sache ist das Vorhandensein der gleichen Symptome bei Patienten, die eine langfristige antidepressive Behandlung erhalten. Sollten wir diese Symptome einfach auf der Grundlage der aktuellen Querschnittssymptomatik unabhängig vom Behandlungsstatus bewerten, wie es das DSM-5 (1) vorschlägt, oder in einer Längsschnittperspektive unter Einbeziehung der aktuellen medikamentösen Behandlung mit Hilfe von Staging-Methoden (15, 16)?

Eine weitere Einschränkung des DSM-5 (1) ist das Fehlen eines Verweises auf psychosoziale und umweltbedingte Probleme, anders als in früheren Ausgaben, z. B. im DSM-IV (23), wo sie auf der vierten Achse kodiert wurden. Stressige Lebensumstände, berufliche und finanzielle Probleme, familiäre und zwischenmenschliche Spannungen sind Beispiele dafür. Ein solches Versäumnis ist besonders schwerwiegend bei der Bewertung eines scheinbar genesenen Patienten, der noch immer eine antidepressive Behandlung erhält, da ein enger Zusammenhang zwischen Lebensereignissen und einem depressiven Rückfall besteht (24). Glücklicherweise gibt es eine Methode zur Bewertung der Stressbelastung im Umfeld des Patienten, die in der Diagnose der allostatischen Überlastung zum Ausdruck kommt (25). Die allostatische Belastung bezieht sich auf die kumulative Belastung durch chronischen Stress und Lebensereignisse (26, 27). Sie beinhaltet die Interaktion verschiedener physiologischer Systeme mit unterschiedlichen Aktivitätsgraden. Wenn die Herausforderungen der Umwelt die individuelle Fähigkeit zur Bewältigung übersteigen, kommt es zu einer allostatischen Überlastung (25, 27). Die allostatische Überlastung wird nicht nur mit gestörten Biomarkern in Verbindung gebracht, sondern auch anhand klinischer Kriterien festgestellt, die in der folgenden →Übersicht aufgeführt sind. Eine solche Diagnose ist Teil der diagnostischen Kriterien für die psychosomatische Forschung (DCPR) (28).

KLINISCHE KRITERIEN FÜR DIE ALLOSTATISCHE ÜBERLASTUNG (MOD. NACH [25])

Kriterium A

Das Vorliegen einer aktuellen Belastungsquelle in Form von Lebensereignissen aus jüngster Zeit und/oder chronischem Stress; der Stressor wird als eine Belastung oder Überforderung der individuellen Bewältigungsfähigkeiten eingeschätzt, wenn er in seiner Gesamtheit und unter Berücksichtigung der Umstände bewertet wird.

Kriterium B

Stressor ist mit einem/mehreren der folgenden Merkmale verbunden, die innerhalb von 6 Monaten nach Auftreten des Stressors aufgetreten sind:

1. mindestens zwei der folgenden Symptome (Einschlafschwierigkeiten, unruhiger Schlaf, frühmorgendliches Erwachen, Energiemangel, Schwindelgefühl, generalisierte Angst, Reizbarkeit, Traurigkeit, Demoralisierung);
2. erhebliche Beeinträchtigung des sozialen oder beruflichen Funktionierens;
3. erhebliche Beeinträchtigung der Bewältigung der Umwelt (Gefühl der Überforderung durch die Anforderungen des täglichen Lebens).

Eine letzte Einschränkung des DSM-5 ist der fehlende Bezug zum psychischen Wohlbefinden. Es wurde festgestellt, dass Dimensionen wie Umweltbewältigung, persönliches Wachstum, Lebenssinn, Autonomie, Selbstakzeptanz und positive Beziehungen zu anderen Menschen die Anfälligkeit für Widrigkeiten im Leben und das komplexe Gleichgewicht zwischen positivem und negativem Affekt bei Stimmungs- und Angststörungen beeinflussen (29). Euthymie wird im Allgemeinen negativ definiert (Fehlen psychiatrischer Störungen), kann aber auch ein transdiagnostisches Konstrukt darstellen, bei dem das Fehlen von Stimmungsstörungen mit positivem Affekt und psychologischem Wohlbefinden (Flexibilität, Konsistenz und Resilienz) verbunden ist (30). Es gibt spezifische Strategien zur Bewertung der Euthymie, darunter sowohl beobachter- als auch selbstbewertete Instrumente, die in einem klinimetrischen Rahmen angewendet werden können (29), wie ich in Kapitel 11 beschreiben werde.

Als Feinstein (31) das Konzept der Komorbidität einführte, bezog er sich auf jedes »zusätzliche, neben der Primärerkrankung bestehende Leiden«, selbst wenn dieses sekundäre Phänomen nicht als Krankheit an sich gilt. In der klinischen Medizin sind die zahlreichen Methoden, die zur Messung der Komorbidität zur Verfügung stehen, in der Tat nicht auf Krankheitsentitäten beschränkt (32). Im Gegensatz dazu besteht in der Psychiatrie immer noch die Tendenz, sich ausschließlich auf diagnostische Kriterien und psychiatrische Symptome zu stützen und andere Informationen, z. B. über Stress und Beeinträchtigungen, auszuschließen (3).

In der klinischen Psychologie führten Emmelkamp et al. (33) das Konzept der Makroanalyse ein (eine Beziehung zwischen gemeinsam auftretenden Syndromen und Problemen wird auf der Grundlage dessen hergestellt, wo die Behandlung in erster Linie ansetzen sollte). Dieses Modell wurde überarbeitet und erweitert, um das gesamte Spektrum der Komorbiditäten einzubeziehen, das in Feinsteins Konzept der Komorbidität (31) enthalten ist, einschließlich psychosozialer Probleme, funktioneller Beeinträchtigungen und der Behandlungsgeschichte (iatrogene Komorbidität) (3, 25). Nicoletta Sonino, Thomas Wise und ich haben die Makroanalyse auch zur Bewertung der Beziehung zwischen medizinischen und psychologischen Variablen eingesetzt (34). Die Makroanalyse geht von der Annahme aus, dass in den meisten Fällen funktionelle Beziehungen zu anderen, mehr oder weniger klar definierten Problembereichen bestehen und dass sich die Ziele der Behandlung im Verlauf der Störungen ändern können. Ein Beispiel für die Makroanalyse liefert der folgende Fall.

FALLBEISPIEL

Charles ist ein 47-jähriger Angestellter, der wegen einer behandlungsresistenten Depression an uns überwiesen wurde, da er auf zwei aufeinander folgende Versuche mit Antidepressiva (zunächst Paroxetin und dann Venlafaxin) in therapeutischer Dosierung und über einen angemessenen Zeitraum nicht ausreichend ansprach (35). Eine sorgfältige und gründliche Befragung, die sich an den zuvor beschriebenen Ansätzen orientierte, ergab, dass der Patient seit langem unter sozialer Angst in der Arbeitssituation litt (was für eine DSM-Diagnose [1] nicht ausreichte, ihn aber dazu veranlasste, wichtige Gelegenheiten zur Verbesserung seiner Arbeit zu vermeiden) und eine Ehekrise hatte (wegen des Perfektionismus des Patienten). Es lag eine depressive Stimmung vor, die jedoch nicht von anderen Symptomen begleitet war, die für eine schwere depressive Störung charakteristisch sind (1). Charles sprach anfangs gut auf Paroxetin an, doch ließ die Wirkung nach drei Monaten Behandlung nach. Sein Hausarzt stellte ihn dann auf Venlafaxin um, diesmal mit mäßigem Erfolg (daher die Überweisung an uns). Der Übergang von Paroxetin zu Venlafaxin erfolgte schrittweise, war jedoch mit einem Entzugssyndrom verbunden. Die Makroanalyse eignet sich für den vollen Einsatz des klinischen Urteilsvermögens. Ich konnte die Syndrome und Symptome der Komorbidität in eine Hierarchie einordnen, indem ich auch die Bedürfnisse des Patienten berücksichtigte (Abb. 7-2). Einige klinische Phänomene (Verlust der klinischen Wirksamkeit und Entzugssyndrom beim Übergang von Paroxetin zu Venlafaxin) stimmten mit dem oppositionellen Modell der Toleranz (Kap. 4) überein. Ich fügte daher in die anfängliche Makroanalyse die »iatrogene Komorbidität« ein; infolgedessen war der Patient bei Absetzen von Venlafaxin einem hohen Risiko eines Entzugssyndroms ausgesetzt (Übersicht auf S. 26, Stufe B), und ich wollte die Behandlung nicht mit einem Medikamentenwechsel beginnen. Ich gab der kognitiven Verhaltenstherapie (CBT), die sich in erster Linie auf soziale Ängste bezog, den Vorrang und behielt die Venlafaxin-Therapie bei. Weitere Schritte mussten bei der zweiten (Post-CBT-)Beurteilung geplant werden (→ Abb. 7-3). Die CBT erwies sich als recht wirksam bei der Verringerung der sozialen Ängste und führte zu einer gewissen Verbesserung der Arbeitssituation, was wiederum zu einer Verbesserung der Stimmung führte. Nach der zweiten Beurteilung beschloss ich, Venlafaxin mit dem Ziel des Absetzens zu reduzieren und eine Well-Being-Therapie (WBT) (36) anzuwenden, die auf Perfektionismus und Ehekrisen abzielte (→ Abb. 7-4). Letztere verbesserten sich in der Tat nach der WBT, wobei die Techniken die negativen Auswirkungen eines übermäßigen Ordnungs- und Präzisionsstrebens betonten, das zu einem chronischen Unwohlsein und zu Kommunikationsschwierigkeiten mit dem Partner führt. Beim Absetzen von Venlafaxin während des WBT traten Entzugssymptome auf, die der Patient jedoch erfolgreich bewältigen konnte. Bei der dritten Beurteilung (nach der WBT) war Charles drogenfrei; er hatte immer noch leichte Symptome im Zusammenhang mit sozialen Ängsten und Perfektionismus, aber seine verbesserten Bedingungen am Arbeitsplatz und in der Familie schienen wichtiger zu sein.

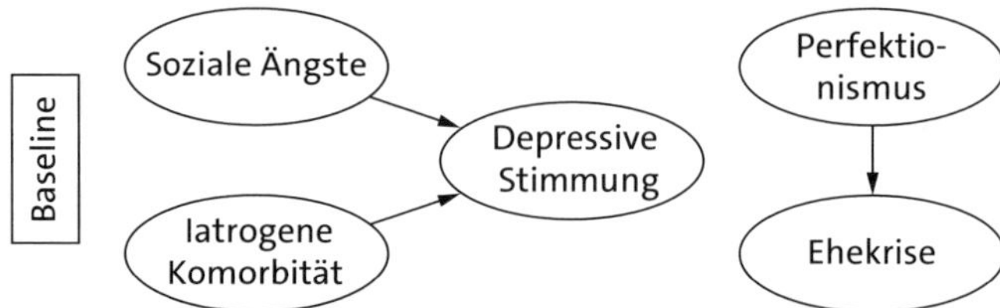

Abb. 7-2: Bewertung der Ausgangssituation nach der Makroanalyse.

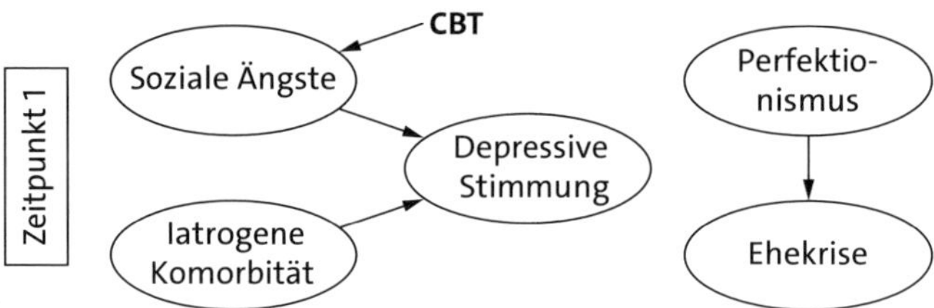

Abb. 7-3: Kognitiv-behaviorale Behandlung (CBT) (Zeitpunkt 1).

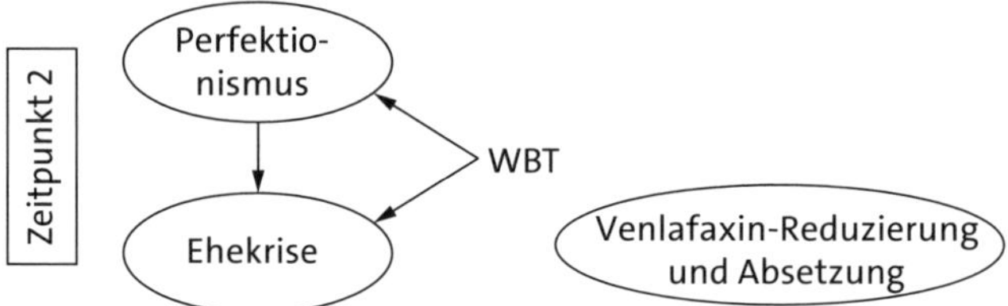

Abb. 7-4: Well-Being-Therapie (WBT) nach dem zweiten Assessment (Zeitpunkt 2).

Wenn die klinische Entscheidung, ein Syndrom zu behandeln, während der ersten Beurteilung getroffen werden kann, erfordern die nachfolgenden Schritte der Makroanalyse eine Neubewertung, nachdem die erste Behandlungslinie abgeschlossen ist. Die gewählte hierarchische Gliederung kann von einer Vielzahl von Faktoren abhängen (Dringlichkeit, Verfügbarkeit von Behandlungsinstrumenten usw.), zu denen auch die Präferenzen und Prioritäten des Patienten gehören. Die Makroanalyse ist nicht nur ein Hilfsmittel für den Therapeuten, sondern kann auch eingesetzt werden, um den Patienten über die Zusammenhänge zwischen verschiedenen Problembereichen zu informieren, die gemeinsame Entscheidungsfindung zu unterstützen und den Patienten zur Veränderung zu motivieren.

Die Makroanalyse erfordert auch eine Bezugnahme auf die Staging-Methode, bei der eine Störung nach Schweregrad, Ausdehnung und Längsschnittentwicklung (15, 16) sowie nach iatrogener Komorbidität (18) charakterisiert wird. So können beispielsweise bestimmte psychotherapeutische Strategien auf ein Reststadium der Depression verschoben werden, wenn sich das zustandsabhängige Lernen durch den Einsatz von Antidepressiva verbessert hat (22). Die Planung der Behandlung erfordert daher die

Bestimmung des symptomatischen Ziels der Erstbehandlung (z. B. Pharmakotherapie) und die vorläufige Identifizierung anderer Problembereiche, die durch eine nachfolgende Behandlung (z. B. Psychotherapie) angegangen werden sollen.

Bewertung von affektiven Symptomen und Entzugserscheinungen während des Taperings und nach dem Absetzen von Antidepressiva

Die Begriffe »Rückfall/Rückfall«, »neue Entzugssymptome«, »Rebound« und »anhaltende Entzugsstörung« sollten entsprechend den im zweiten Kapitel beschriebenen Kriterien (19, 37) klar definiert werden: Rückfall und Rückfall sind die allmähliche Wiederkehr der ursprünglichen Symptome in der gleichen Intensität wie vor der Behandlung, d. h. eine Wiederkehr der gleichen Episode bzw. eine neue Krankheitsepisode; neue Entzugssymptome sind Entzugssymptome, die neu und nicht Teil der ursprünglichen Erkrankung des Patienten sind (Kap. 2, Übersicht auf S. 26); Rebound-Symptome sind eine rasche Rückkehr der ursprünglichen Symptome des Patienten mit größerer Intensität als vor der Behandlung; eine anhaltende Entzugsstörung besteht aus lang anhaltenden Entzugssymptomen und/oder einer Rückkehr der ursprünglichen Symptome mit größerer Intensität und/oder dem Auftreten neuer Symptome/Störungen, die zuvor nicht vorhanden waren (Kap. 2, Übersicht auf S. 27). Der Kliniker sollte mit den in in Kapitel 2 aufgeführten Entzugssymptomen vertraut sein (Kap. 2, Übersicht auf S. 23) und diese untersuchen. Wenn einige offene Fragen die Untersuchung einleiten können, wird die systematische Verwendung der Checkliste auf Seite 72 empfohlen. Klinimetrische Indizes wie der Fragebogen »Discontinuation-Emergent Signs and Symptoms« (DESS) (38) können sehr hilfreich sein. Es wurde auch ein semistrukturiertes Forschungsinterview zur Anwendung der diagnostischen Kriterien von Chouinard entwickelt (39). Ein Problem bei neuen Entzugssymptomen ist die Tatsache, dass sie oft allgemein und unspezifisch sind. »Brain Zaps« (Empfindungen, die wie elektrische Blitze wahrgenommen werden und im Gehirn auftreten) sind wahrscheinlich die spezifischste und dennoch am schlechtesten verstandene, bewertete und geschätzte Störung (40). Der Begriff ist in Internet-Diskussionen aufgetaucht; andere Definitionen von Patienten sind »Elektroschockempfindungen« und »Summen« (40). Nach meiner klinischen Erfahrung, die durch Internetumfragen bestätigt wird (40), sind diese Symptome ziemlich behindernd. Sie können nach einigen Wochen abklingen, aber auch über Monate oder Jahre anhalten und Teil einer anhaltenden Entzugsstörung werden (s. beispielsweise den Fall von Emma in Kap. 3).

Entzugssymptome können leicht als Anzeichen für einen Rückfall fehlinterpretiert werden. In der Tat sind Studiendesigns, die die Auswirkungen des Absetzens von Antidepressiva bewerten, um daraus auf die Wirksamkeit zu schließen (d. h. eine signifikante Zunahme der depressiven Symptome bei den Patienten, deren Medikamente abgesetzt und auf Placebo umgestellt werden, im Vergleich zu denjenigen, die die Behandlung fortsetzen), fehlerhaft, da Entzugsereignisse nicht berücksichtigt und angemessen bewertet werden (41–43). Die klinische Schwierigkeit wird durch die Tatsache erhöht, dass Rückfall- und Entzugssyndrome nebeneinander auftreten können. Folgende Punkte können entscheidend sein:

1. Es ist wichtig, den Krankheitsverlauf der einzelnen Patienten zu kennen, da die Prodromalsymptome eines Rückfalls sowohl bei Gemüts- (20) als auch bei Angststörungen (16) dazu neigen, die Symptome der ersten Episode widerzuspiegeln. Ebenso wichtig ist es, die Prodromalsymptome zu untersuchen, wenn sich die Patienten in Remission befinden, um so einen besseren Rückruf zu ermöglichen (20). Die Verwendung von Skalen zur Bewertung durch Beobachter, wie Paykels Clinical Interview for Depression (44), die empfindlichste und genaueste Version der Hamilton Depression Rating Scale (45), kann ebenfalls zur Erkennung und Unterscheidung der Symptome beitragen (20).
2. Entzugssymptome sind neu/waren nicht Teil der Symptomatik des Patienten und gehören in vielen Fällen nicht zu den depressiven Störungen (19, 37).
3. Bei Depressionen treten Entzugssymptome wahrscheinlich früh auf, wohingegen wiederkehrende Symptome im Allgemeinen allmählich zurückkehren (20). Dabei handelt es sich jedoch nur um eine allgemeine Tendenz und nicht um eine Regel. Bei Angststörungen gelten diese Muster nicht.
4. Entzugssymptome neigen dazu, mit der Zeit abzunehmen (es sei denn, sie entwickeln sich zu anhaltenden Entzugsstörungen), während bei Prodromalsymptomen für einen Rückfall die umgekehrte Tendenz zu beobachten ist (16, 20).

All diese subtilen Aspekte der Differenzialdiagnose können jedoch die kognitiven Barrieren überwinden, an die Psychiater stoßen, die von der Pharmaindustrie beeinflusst sind.

FALLBEISPIEL

Claire ist eine 37-jährige Sekretärin, die von einem jungen Psychiater, der in einem Zentrum für psychische Gesundheit arbeitet, wegen einer schweren Depression erfolgreich mit Venlafaxin 75 mg/Tag behandelt wurde. Nach einem Jahr Behandlung wurde das Medikament reduziert und abgesetzt. Einige Tage nach dem Absetzen berichtete die Patientin über Schlaflosigkeit, Unruhe, verschiedene somatische Symptome und »Gehirnzappen«. Der Psychiater erklärte ihr, es handele sich um einen depressiven Rückfall und Venlafaxin müsse wieder eingesetzt werden. Claire war jedoch skeptisch (»Ich fühle mich nicht depressiv«), ebenso wie ihr Hausarzt, der mich um eine dringende Konsultation bat. Der Entzugscharakter der Symptome war offensichtlich. Ich rief den jungen Psychiater an, der sich weigerte, diese Möglichkeit in Betracht zu ziehen (»Ich habe während meiner Facharztausbildung und in den anschließenden Sitzungen noch nie etwas von Entzugserscheinungen gehört«), und auch nicht daran interessiert war, die angebotene Literatur zu lesen.

Eine letzte Beurteilungsstrategie, die derzeit vernachlässigt wird, betrifft den psychischen Schmerz, der durch ein anhaltendes und irreversibles Gefühl von innerem und nicht lokalisiertem Schmerz, einem Gefühl der Leere oder einem Mangel an Lebenssinn gekennzeichnet ist und dessen Ursache nicht verstanden werden kann (46). Depressionen sind untrennbar mit psychischen Schmerzen verbunden: Patienten können aversive, quälende oder unangenehme Erfahrungen vorweisen, die durch schmerzhafte Spannungen und Qualen gekennzeichnet sind, und sie können selbstmordgefährdet sein, wenn sie ihren emotionalen Zustand als schmerzhaft und unveränderbar empfinden (46, 47). Psychische Schmerzen können jedoch auch unabhängig von einer Depression auftreten. Sie können mit Angststörungen einhergehen, insbesondere mit der Wahrnehmung von Invalidität bei Agoraphobie oder sozialen Barrieren bei sozialer Angststörung (46). Es gibt einen einfachen selbstbewerteten klinischen Index, den Mental Pain Questionnaire (MPQ) (36, 46). Die →folgende Übersicht enthält Fragen, die das klinische Standardinterview ergänzen können. Psychische Schmerzen treten häufig im Zusammenhang mit dem Auslaufen oder Absetzen von Antidepressiva auf und können ein hilfreiches Mittel zum Verständnis des klinischen Zustands des Patienten sein.

FRAGEN ZUR IDENTIFIZIERUNG UND BEWERTUNG VON MENTALEN SCHMERZEN

Mentaler oder psychologischer Schmerz ist eine Erfahrung, die Teil des Lebens ist. Er unterscheidet sich von körperlichen Schmerzen. Wir möchten gerne etwas über Ihre Erfahrungen mit mentalen Schmerzen erfahren:

- Empfinden Sie mentale Schmerzen, die über das hinausgehen, was man im Leben von Zeit zu Zeit erleben kann?
- Wie verhält sich dieser Schmerz im Vergleich zu körperlichen Schmerzen?
- Schmerzt es die ganze Zeit oder nur in bestimmten Momenten? Tritt der Schmerz jeden Tag oder seltener auf?
- Gibt es etwas, das ihn schlimmer oder besser macht?
- Wünschen Sie sich den Tod, wenn Sie ihn spüren? Glauben Sie, dass nur der Tod sie aufhalten kann?

Umsetzung der Bewertung in eine klinische Entscheidung

Wenn der Arzt mit den in Kapitel 5 beschriebenen Situationen konfrontiert wird, benötigt er eine sehr sorgfältige und umfassende Beurteilung, um eine Entscheidung treffen und den Patienten in das Verfahren einbeziehen zu können. Man kann leicht einwenden, dass eine solche Beurteilung zu zeitaufwändig und für eine vielbeschäftigte Praxis ungeeignet ist. Wenn wir dieses Verfahren jedoch mit den versteckten Kosten vergleichen, die entstehen, wenn wir Behandlungen einfach in die Länge ziehen und die Probleme ignorieren, werden wir vielleicht feststellen, dass es sich auf jeden Fall lohnt. Es kann auch Einblicke in die Symptomatik des Patienten geben, die den Einsatz von Antidepressiva veranlasst haben, die sonst nicht verfügbar wären. Die Entscheidung, das Medikament abzusetzen, könnte in Situationen wie dem Fehlen oder dem Verlust der klinischen Wirkung oder dem Übergang zu einer bipolaren Störung recht einfach sein. Das Problem ist jedoch, wie und wann. Hierauf werde ich in den folgenden Kapiteln eingehen.

Literatur

1. American Psychiatric Association (2013). Diagnostic and Statistical Manual of Mental Disorders: Fifth Edition. DSM-5. Washington, DC: American Psychiatric Association Press.
2. American Psychiatric Association (2017). Practice Guidelines for the psychiatric evaluation of adults. Third Edition. Arlington, VA: American Psychiatric Publishing.
3. Fava GA, Rafanelli C, Tomba E (2012). The clinical process in psychiatry: a clinimetric approach. J Clin Psychiatry; 73: 177–184.
4. Feinstein AR (1982). The Jones criteria and the challenge of clinimetrics. Circulation; 66: 1–5.
5. Feinstein AR (1987). Clinimetrics. New Haven, CT: Yale University Press.
6. Fava GA, Tomba E, Sonino N (2012). Clinimetrics: the science of clinical measurements. Int J Clin Pract; 66: 11–15.
7. Fava GA, Tomba E, Bech P (2017). Clinical pharmacopsychology: conceptual foundations and emerging tasks. Psychother Psychosom; 8: 134–140.
8. Moore TJ, Mattison D (2017). Adult utilization of psychiatric drugs and differences by sex, age and race. JAMA Intern Med; 177: 274–275.
9. Gnjidic D, Tinetti M, Allore HG (2017). Assessing medication burden and polypharmacy: finding the perfect measure. Expert Rev Clin Pharmacol; 10: 345–347.
10. Parker C (2016). Psychiatric effects of drugs for other disorders. Medicine; 44: 768–774.
11. Fava GA, Sonino N (1996). Depression associated with medical illness. CNS Drugs; 5: 175–189.
12. Patten SB, Barbui C (2004). Drug-induced depression: a systematic review to inform clinical practice. Psychother Psychosom; 73: 207–215.
13. Botts S, Ryan M: Depression. In: Tisdale JE, Miller DA (eds) (2010). Drug-Induced Diseases. Prevention, Detection and Management. Second edition. Bethesda, MD: American Society of the Health-System Pharmacists; 317–332.
14. Qato DM, Ozenberher K, Olfson M (2018). Prevalence of prescription medications with depression as a potential adverse effect among adults in the United States. JAMA; 319: 2289–2298.
15. Fava GA, Kellner R (1993). Staging: a neglected dimension in psychiatric classification. Acta Psychiatr Scand; 87: 225–230.
16. Cosci F, Fava GA (2013). Staging of mental disorders: systematic review. Psychother Psychosom; 82: 20–34.
17. Detre TP, Jarecki H (1971). Modern Psychiatric Treatment. Philadelphia: Lippincott.
18. Fava GA, Cosci F, Guidi J, Rafanelli C (2020). The deceptive manifestations of treatment resistance in depression. Psychother Psychosom; 89: 265–273.

19. Cosci F, Chouinard G (2010). Acute and persistent withdrawal syndromes following discontinuation of psychotropic medications. Psychother Psychosom; 89: 283–306.
20. Fava GA (1999). Subclinical symptoms in mood disorders: pathophysiological and therapeutic implications. Psychol Med; 29: 47–61.
21. Paykel ES (2008) Partial remission, residual symptoms, and relapse in depression. Dialogues Clin Neurosci; 10: 431–435.
22. Guidi J, Tomba E, Cosci F, Park SK, Fava GA (2017). The role of staging in planning psychotherapeutic interventions in depression. J Clin Psychiatry; 78: 456–463.
23. American Psychiatric Association (1994). Diagnostic and Statistical Manual of Mental Disorders: Fourth Edition. DSM-IV. Washington, DC: American Psychiatric Association Press.
24. Paykel ES, Tanner J (1976). Life events, depression relapse and maintenance treatment. Psychol Med; 6: 481–485.
25. Fava GA, McEwen BS, Guidi J, Gostoli S, Offidani E, Sonino N (2019). Clinical characterization of allostatic overload. Psychoneuroendocrinology; 108: 94–101.
26. McEwen BS (1998). Protective and damaging effects of stress mediators. N Engl J Med; 338: 171–179.
27. Guidi J, Lucente M, Sonino N, Fava GA (2021). Allostatic load and its impact on health. Psychother Psychosom; 90: 11–27.
28. Fava GA, Cosci F, Sonino N (2017). Current psychosomatic practice. Psychother Psychosom; 86: 13–30.
29. Fava GA, Guidi J (2020). The pursuit of euthymia. World Psychiatry; 19: 40–50.
30. Guidi J, Fava GA (2020). The emerging role of euthymia in psychotherapy research and practice. Clin Psychol Rev; 82: 101941.
31. Feinstein AR (1970). The pre-therapeutic classification of comorbidity in chronic disease. J Chronic Dis; 23: 455–468.
32. deGroot V, Beckerman H, Lankhorst GJ, Bouter LM (2003). How to measure comorbidity: a critical review of available methods. J Clin Epidemiol; 56: 221–229.
33. Emmelkamp PMG, Bouman TK, Scholing A (1993). Anxiety Disorders. Chichester: Wiley.
34. Fava GA, Sonino N, Wise TN (eds) (2012). The Psychosomatic Assessment. Basel: Karger.
35. Fava M (2003). Diagnosis and definition of treatment-resistant depression. Biol Psychiatry; 53: 649–659.
36. Fava GA (2016). Well-Being Therapy. Treatment Manual and Clinical Applications. Basel: Karger.
37. Chouinard G, Chouinard VA (2015). New classification of Selective Serotonin Reuptake Inhibitor withdrawal. Psychother Psychosom; 84: 63–71.
38. Rosenbaum JF, Fava M, Hoog SL, Ascroft C, Krebs WB (1998). Selective serotonin reuptake inhibitor discontinuation syndrome: a randomized clinical trial. Biol Psychiatry; 44: 77–87.
39. Cosci F, Chouinard G, Chouinard V-A, Fava GA (2018). The Diagnostic clinical Interview for Drug Withdrawal 1(DID-W1). New Symptoms of Selective Serotonin Reuptake Inhibitors (SSRI) or Serotonin Noradrenaline Reuptake Inhibitors (SNRI). inter-rater reliability. Riv Psichiat; 53: 95–99.
40. Papp A, Onton JA (2018). Brain zaps: an underappreciated symptom of antidepressant discontinuation. Prim Care Companion CNS Disord; 20: 18m02311.
41. Baldessarini RJ, Tondo L (2019). Effects of treatment discontinuation in clinical psychopharmacology. Psychother Psychosom; 88: 65–70.
42. Cohen D, Recalt AM (2019). Discontinuing psychotropic drugs from participants in randomized controlled trials. Psychother Psychosom; 88: 96–104.
43. Recalt AM, Cohen S (2019). Withdrawal confounding in randomized controlled trials of antipsychotic, antidepressant, and stimulant drugs, 2000–2017. Psychother Psychosom; 88: 105–113.

44. Guidi J, Fava GA, Bech P, Paykel E (2011). The Clinical Interview for Depression. Psychother Psychosom; 80: 10–27.
45. Carrozzino D, Patierno C, Fava GA, Guidi J (2020). The Hamilton Rating Scales for Depression. Psychother Psychosom; 89: 133–150.
46. Fava GA, Tomba E, Brakemeier EL, Carrozzino D, Cosci F, Eory A, Leonardi T, Schamong I, Guidi J (2019). Mental pain as a transdiagnostic patient-reported outcome measure. Psychother Psychosom; 88: 341–349.
47. Alacreu-Crespo A, Cazals A, Courtet P, Olié E (2020). Brief assessment of psychological pain to predict suicidal events at one year in depressed patients. Psychother Psychosom; 89: 320–323.

8 Pharmakologische Strategien und Optionen

EINLEITUNG

Es werden Behandlungsstrategien für das Absetzen antidepressiver Medikamente vorgestellt und die verschiedenen pharmakologischen Optionen im Hinblick auf ihre Vor- und Nachteile erörtert, mit besonderem Bezug auf das Staging und die Methoden des Absetzens. Schnelles und langsames Reduzieren (Tapering) werden verglichen, mögliche Wechselwirkungen mit anderen Medikamenten besprochen. Geeignete randomisierte kontrollierte Studien zum Vergleich verschiedener Methoden fehlen. Die Wahl der Behandlung basiert ausschließlich auf der klinischen Beurteilung und der gemeinsamen Entscheidung mit dem Patienten.

Wie von Wilson und Lader (5) zusammengefasst, herrschte bis vor einigen Jahren in der Literatur der Konsens (1–4), dass Antidepressiva so langsam wie möglich, über mindestens vier Wochen oder länger, abgesetzt werden sollten und dass das gleiche Antidepressivum wieder eingesetzt werden sollte, wenn Absetzsymptome auftreten. Eine andere empfohlene Vorgehensweise war der Wechsel zu Fluoxetin, das weniger häufig als andere SSRI Absetzprobleme verursacht (6). Solche Empfehlungen wurden wegen ihrer beruhigenden Konnotation im Hinblick auf pharmazeutische Interessen (Entzugssyndrome wurden als harmlose Absetzprobleme ausgegeben) bald in den Mainstream der Psychiatrie übernommen, basierten aber nicht auf kontrollierten Studien und spiegelten hauptsächlich die Interpretationen und klinischen Erfahrungen der Autoren wider. Auch heute fehlt es an korrekt randomisierten kontrollierten Studien zum Umgang mit dem Absetzen von Antidepressiva.

Was ich in diesem und den folgenden Kapiteln beschreiben werde, gibt also meine eigene klinische Erfahrung wieder, die in Bezug auf meine Art der Praxis und meine Interpretationsschemata mit einem erheblichen Bias behaftet ist, wie z. B. bei meinem oppositionellen Modell der Toleranz. Ich werde versuchen, die entsprechenden Konflikte sowie mögliche Lösungen zu skizzieren, denen der Kliniker begegnet, wenn er mit den verschiedenen Situationen konfrontiert wird, wobei ich mich sowohl auf die verfügbare Literatur zu verschiedenen Aspekten der antidepressiven Medikation als auch auf meine eigene klinische und konzeptionelle Einschätzung des Problems beziehe. Es ist Wunschdenken, zu glauben, dass es ein einziges Prozedere gibt, das auf alle Patienten angewendet werden kann, bei denen Antidepressiva so abgesetzt werden, wie es in den klinischen Leitlinien vertreten wird. Jedenfalls war die Angst der Forscher, auf diesem Gebiet die Büchse der Pandora zu öffnen, so groß, dass selbst die Leitlinien keine konkrete Richtung vorgeben.

Die Leitlinien der American Psychiatric Association (7) sind ein gutes Beispiel für die Tendenz, die Häufigkeit und den Schweregrad von Entzugsreaktionen herunterzuspielen und die Unbestimmtheit der Behandlungsindikationen aufzuzeigen:

> Zu den Entzugssymptomen gehören sowohl grippeähnliche Beschwerden, wie Übelkeit, Kopfschmerzen, Benommenheit, Schüttelfrost und Körperschmerzen, als auch neurologische Symptome wie Parästhesien, Schlaflosigkeit und »elektroschockartige« Phänomene. Diese Symptome klingen typischerweise ohne spezifische Behandlung über 1–2 Wochen ab. Bei einigen Patienten kommt es jedoch zu langwierigeren Absetzsyndromen, insbesondere bei Patienten, die mit Paroxetin behandelt werden, und sie benötigen möglicherweise ein langsameres Absetzschema. (7, S. 37)

Meine gegenwärtige Interpretation und Orientierung hinsichtlich des Managements von Absetzreaktionen spiegeln auch einige Veränderungen in meiner klinischen Einschätzung wider, die sich im Laufe der Jahre ergeben haben. Als ich in den 90er-Jahren zunehmend mit Entzugserscheinungen von Antidepressiva konfrontiert wurde, setzte ich das um, was mir damals als der vernünftigste Ansatz erschien. Zunächst hielt ich es für notwendig, die Antidepressiva der neueren Generation langsamer zu reduzieren als die TZA (deren geringste Reduktion z. B. 25 mg Imipramin alle zwei Wochen war). Ich stellte fest, dass bei einigen Patienten das Reduzieren und Absetzen von SSRI und SNRI relativ einfach war, während es bei anderen Patienten Entzugssymptome und psychische Beschwerden hervorrief, egal wie langsam ich es versuchte, wobei auch während des Reduzierens neue Entzugssymptome auftraten. Die Vorstellung, dass man Entzugserscheinungen einfach durch langsames Absetzen der Medikamente vermeiden könnte und dass sich Antidepressiva deshalb angeblich von anderen Psychopharmaka unterscheiden (1–5), wurde durch meine Erfahrung und auch durch die veröffentlichte Literatur nicht gestützt (8, 9). Ich konnte keine validen Prädiktoren für das Auftreten von Entzugssyndromen identifizieren, außer wenn es sich um Paroxetin und Venlafaxin handelte, und dies wurde auch durch unsere Analysen der Literatur bestätigt (8, 9). Ich versuchte herauszufinden, ob das Verweilen bei einer bestimmten Dosierung für einige Zeit (z. B. einen Monat) während des Ausschleichens (beispielsweise bei 10 mg Paroxetin/Tag) helfen könnte. Das war nicht der Fall. Wenn die antidepressive Medikation abgesetzt wurde und das Entzugssyndrom nicht innerhalb weniger Wochen abklang, begann ich auf Wunsch des Patienten wieder mit dem gleichen Antidepressivum. Das war selten erfolgreich und für mich aufgrund der Zusammenhänge mit einer anderen Form der Verhaltenstoxizität, der Resistenz (→ Kap. 3), nicht überraschend. Auch der Wechsel zu Fluoxetin schien nicht zu funktionieren.

Der Austausch von Ansichten und Erfahrungen mit Kollegen aus dem akademischen Bereich könnte eine weitere Hilfsquelle sein, aber ich war frustriert von der Tatsache, dass heutzutage so wenige Forscher tatsächlich Patienten außerhalb von klinischen Studien beurteilen, behandeln und eine Nachbeobachtung durchführen. Glücklicherweise lieferte Guy Chouinard einige wichtige Erkenntnisse. Er hatte den möglichen Einsatz von Antikonvulsiva, insbesondere Gabapentin und Lamotrigin, vorgeschlagen, um die Intensität des Entzugs zu verringern (10). Aber auch weil die Mehrzahl der Patienten, bei denen ich mit der Absetzproblematik von Antidepressiva kämpfte, Angststörungen hatten, interessierte ich mich mehr für Clonazepam, ein Benzodiazepin mit spezifischen antikonvulsiven Eigenschaften, das Chouinard selbst in den klinischen Einsatz bei Panikstörung und der bipolaren Erkrankung eingeführt hatte (11). Ich dachte daher, dass seine angstlösenden und stimmungsmodulierenden Eigenschaften sehr gut geeignet sein könnten, die Entzugssymptomatik zu verringern. Außerdem war mir die Wirksamkeit von Clonazepam als Begleitmedikation von SSRI bei Zuständen wie der Panikstörung bekannt (12), und ich kannte die präklinische Evidenz, die Clonazepam mit serotonerger Aktivität in Verbindung bringt (13, 14). Ich war auch beeindruckt von den Ergebnissen von Clonazepam bei der Behandlung der paradoxen Manifestationen von Depressionen bei Patienten mit Angststörungen, die mit SSRI behandelt wurden (15). Schließlich hatte ich Clonazepam erfolgreich als prophylaktische Therapie bei depressiven Patienten eingesetzt, die sich einer sequenziellen Behandlung unterzogen und einen Rückfall erlitten (16). Zunächst setzte ich Clonazepam nur ein, wenn neue Entzugssymptome auftraten (»Wait and see«-Ansatz). Dann begann ich, es bei allen Patienten mit Antidepressiva der neueren Generation einzusetzen, unabhängig vom Auftreten der Entzugssymptomatik. Ich kam zu der Überzeugung, dass man im Absetzprozess zusätzlich ein anderes Medikament als das Antidepressivum benötigt.

Durch die Arbeit in einem multidisziplinären Team hatte ich die Möglichkeit zu erkennen, wie wichtig es ist, spezifische psychotherapeutische Ansätze mit dem Management des Absetzens von Antidepressiva zu verbinden. Insbesondere mit Carlotta Belaise entwickelten wir Module und Pläne für die Psychotherapie, die die pharmakologischen Strategien verbessern konnten (17, 18). Von großem Wert war auch, in Nicoletta Sonino eine beratende Internistin zur Seite zu haben, die über ein profundes Wissen über die medizinischen Probleme verfügt, die in psychiatrischen Settings auftreten können.

Ich werde zunächst die sequenzielle Struktur dieser Module und dann die spezifischen pharmakologischen Probleme beschreiben, die beim Absetzen von Antidepressiva auftreten können.

Der Aufbau und die Abfolge der Interventionen

Die Informationen, die mit dem im vorherigen Kapitel beschriebenen Assessment gewonnen wurden, erlauben es, jede Entscheidung in den spezifischen Kontext des einzelnen Patienten zu stellen.

Zunächst können alle Indikationen für den Versuch eines Absetzens der antidepressiven Medikation vorliegen, das Vorliegen der folgenden Umstände kann jedoch eine Verschiebung auf einen späteren Zeitpunkt nahelegen:

→ Allostatische Überlastung. Dieser Zustand wird häufig durch das Hinzutreten neuer belastender Lebensumstände zu einer bereits bestehenden Situation mit chronischem Stress ausgelöst (19). Angesichts des engen Zusammenhangs zwischen Lebensereignissen und Rückfällen bei Depressionen (20) ist es nicht der richtige Zeitpunkt, in einer Situation der allostatischen Überlastung die potenzielle Belastung durch Entzugssymptome hinzuzufügen. Und doch beobachte ich, dass viele Patienten gerade dann um ein Absetzen der Medikamente bitten, wenn sie stärker belastet sind.

→ Instabile medizinische Bedingungen. Eine wichtige Voraussetzung vor dem Absetzen ist in der Tat, dass der Patient medizinisch stabil ist. Bainum et al. (21) berichteten über die schwerwiegenden Folgen eines abrupten Absetzens von Antidepressiva, wie Delir, Agitiertheit und Reizbarkeit, bei Patienten, die kritisch krank sind. Darüber hinaus werden diese Medikamente oft vergessen oder abgesetzt, wenn ein Patient, der Antidepressiva einnimmt, wegen eines Ereignisses, wie z. B. einer kleinen elektiven Operation, ins Krankenhaus eingeliefert wird. Das kann zu ernsthaften Problemen führen. Andererseits gibt es medizinische Komplikationen, wie z. B. kardiale Probleme oder gastrointestinale Blutungen, die ein schnelles Absetzen der Antidepressiva erforderlich machen können, wie in der Übersicht in Kapitel 5 angegeben (22).

→ Stimmungslabilität. Ähnliche Überlegungen gelten für das Auftreten von Stimmungsinstabilität und hoher Reaktivität auf Umweltreize trotz antidepressiver Therapie. Selbst bei Patienten mit vermeintlich unipolarer Depression (insbesondere, wenn eine Vorgeschichte von Verhaltenstoxizität vorliegt) kann die Zeit ungünstig sein. Bei Patienten mit bipolarer Störung sollten antidepressive Medikamente niemals ohne die gleichzeitige Gabe von Stimmungsstabilisatoren abgesetzt werden. Auch wenn Antidepressiva den Verlauf der bipolaren Erkrankung prinzipiell wahrscheinlich eher ungünstig beeinflussen und ihr Absetzen daher als positiv angesehen werden kann, kann die von ihnen verursachte Instabilität in Form von Entzugsreaktionen zu den bereits vorhandenen subklinischen Fluktuationen der Störung hinzukommen (23).

Die klinische Beurteilung sollte daher die Vor- und Nachteile der jeweiligen klinischen Situation abwägen, ebenso wie das grundlegende Prozedere, das wir für das Absetzen von Antidepressiva entwickelt haben (17) (→ Abb. 8-1).

Zum Beispiel kann das Absetzen von Antidepressiva in Stufe 1 erfolgen, wenn es Indikationen für eine schnelle Durchführung gibt, wie ich sie im nächsten Abschnitt beschreiben werde. Bei Patienten mit Angststörungen, Zwangsstörungen und Posttraumatischen Belastungsstörungen, bei denen nie kognitiv-behaviorale Methoden oder andere evidenzbasierte Psychotherapien durchgeführt worden waren und die gleich eine antidepressive Erhaltungsbehandlung erhalten, ist die Wahrscheinlichkeit eines frühen Rückfalls nach einem Jahr so hoch (24), dass ein anderes Vorgehen angeraten sein kann (→ Abb. 8-2). Es besteht also die Notwendigkeit, Symptome wie Phobien und Zwangsvorstellungen mit psychotherapeutischen Methoden zu behandeln, bevor ein Absetzen der Antidepressiva versucht wird.

Zusätzlich zur anfänglichen Beurteilung sind vollständige Beurteilungen nach Absetzen des Antidepressivums und Abschluss der CBT (Abb. 8-1) oder nach Abschluss der WBT und Absetzen des Antidepressivums (Abb. 8-2) erforderlich. Bei beiden Modalitäten ist außerdem eine weitere vollständige Untersuchung sechs Monate nach dem Absetzen des Antidepressivums unerlässlich, um das mögliche Auftreten einer persistierenden Postentzugsstörung und eines Rückfalls zu beurteilen.

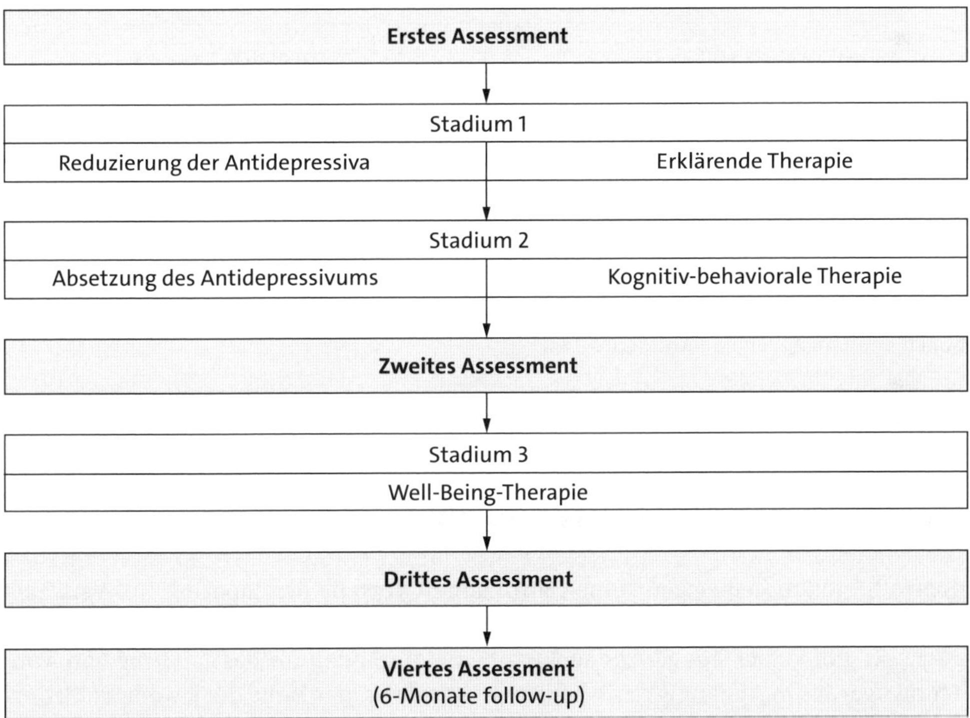

Abb. 8-1: Einteilung der pharmakologischen und psychotherapeutischen Interventionen beim Absetzen von Antidepressiva.

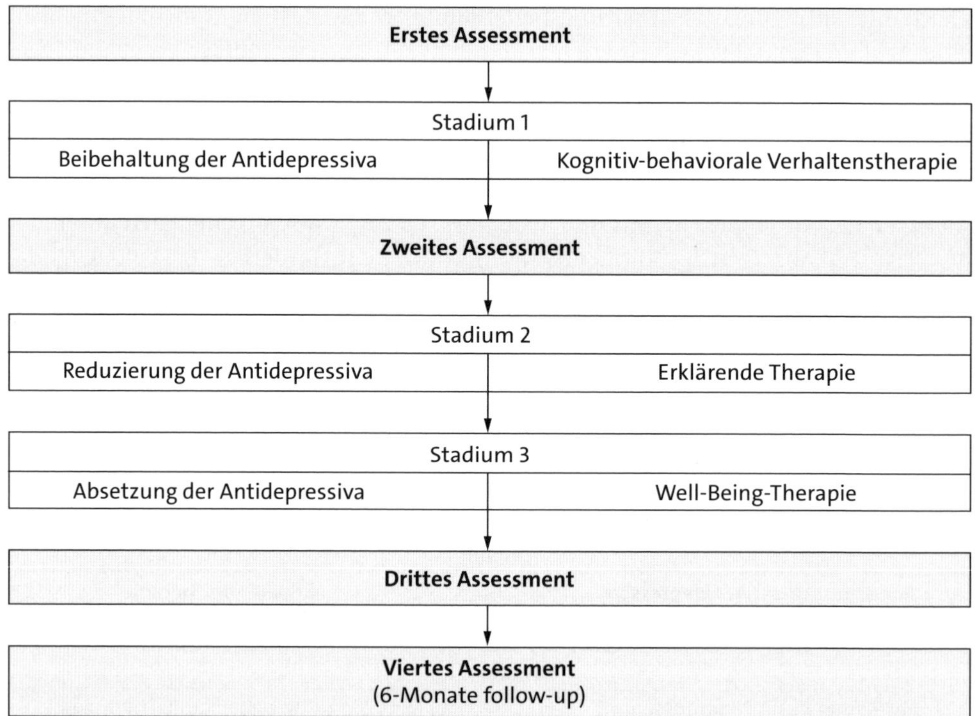

Abb. 8-2: Alternatives Staging der pharmakologischen und psychotherapeutischen Interventionen beim Absetzen von Antidepressiva.

Methoden des Absetzens und pharmakologische Ansätze

Kontrollierte Studien zeigen keine signifikanten Vorteile des Taperings im Vergleich zum abrupten Absetzen hinsichtlich des Auftretens von Entzugssymptomen (8, 9, 25–27). Es gibt jedoch ein ganzes Spektrum von Methoden für das Tapering von Antidepressiva, das in Abhängigkeit von der Anfangsdosis, der Höhe der jeweiligen Reduktion und den Intervallen zwischen den Schritten von einigen Wochen bis zu mehreren Monaten reichen kann. Wenn ein Patient z.B. 20 mg Citalopram pro Tag einnimmt, können wir die Tablette teilen und das Citalopram nach zwei Wochen ganz abzusetzen. Oder wir entscheiden uns unter Verwendung einer flüssigen Darreichungsform für kleinere Schritte mit längeren Abständen. Die auf Websites mitgeteilten Erfahrungen, die sich auf Informationen zum Tapering beziehen, legen eine Reduktion um 10 % pro Monat nahe (28). Scholten et al. (29) wiesen auf Zeitintervalle von mindestens vier Wochen hin (für Fluoxetin drei Monate) und empfehlen, dass das Intervall verlängert werden sollte, wenn die Entzugssymptome bis dahin nicht verschwunden sind. Eine sehr langsame Strategie wurde kürzlich von Horowitz und Taylor (30) vorgeschlagen.

Nach Überprüfung von Daten aus der Positronen-Emissions-Tomographie schlugen sie vor, dass SSRI hyperbolisch eingenommen werden sollten, also zunächst relativ schnell, dann aber zunehmend langsamer bis hin zu sehr kleinen Dosen (niedriger als die therapeutische Mindestdosis) – in einem Prozess, der Monate dauern kann. Diese sehr kleinen Reduzierungen können mit den Flüssigformulierungen der Antidepressiva oder mit persönlichen Tapering-Streifen erreicht werden (31). Als Ergebnis können wir relativ schnelle Taperings haben, die sich nur über Wochen erstrecken und auf der Verfügbarkeit von Tabletten basieren, unabhängig von der Persistenz der Entzugssymptome vor dem nächsten Schritt. Oder wir können langsame und ultralangsame Tapering-Methoden haben, die Monate oder Jahre dauern. Derzeit gibt es keine auf randomisierten kontrollierten Studien basierende Evidenz dafür, dass sehr langsame Methoden bessere Ergebnisse liefern als ein schnelleres Vorgehen.

Unabhängig davon, welche Methode gewählt wird, scheint das Angebot häufiger persönlicher Kontakte (bei jedem einzelnen Schritt) wesentlich zu sein. Tapering mit häufigen Kontakten scheint überhaupt eine sinnvolle allgemeine klinische Strategie zu sein. Auch wenn sie keine Vorteile in Bezug auf die Wahrscheinlichkeit von Entzugssymptomen (und schon gar nicht von Post-Entzugsphänomenen) mit sich bringt, ermöglicht sie eine genaue Überwachung der klinischen Situation. Dennoch kann es Situationen geben, in denen ein abruptes Absetzen die beste Wahl ist, und andere Situationen, in denen die Geschwindigkeit des Taperings von den klinischen Umständen diktiert wird (z. B. im Fall einer schwangeren Frau, die das Antidepressivum so schnell wie möglich absetzen möchte). Es gibt Vor- und Nachteile bei jeder Wahl. Langsamere Methoden können die Schwere der Entzugsreaktionen verringern und für den Patienten akzeptabler sein (auch wenn dies noch zu beweisen ist); allerdings verlängern solche Methoden die Exposition gegenüber Antidepressiva und erhöhen möglicherweise die Manifestationen der Verhaltenstoxizität (32).

Auch hier sollte die anfängliche Entscheidung auf einer klinischen Beurteilung beruhen und mit dem Patienten besprochen werden; sie kann im Verlauf der Behandlung modifiziert werden. Unter den zu berücksichtigenden Faktoren stehen die folgenden für ihre Bedeutung:

- Frühere Erfahrungen mit dem Absetzen von Antidepressiva. Es sollte in Erfahrung gebracht werden, ob der Patient in der Vergangenheit versucht hat, antidepressive Medikamente abzusetzen, wie das Ergebnis war (z. B. schwerer Entzug, Versagen beim Absetzen) und wie diese Ereignisse vom Patienten wahrgenommen und interpretiert wurden. Die Einstufung in Bezug auf die Verhaltenstoxizität kann einen Hinweis auf den Grad des Risikos geben (→Übersicht auf S. 72).
- Art und Dauer der aktuellen Behandlung mit einem Antidepressivum. Patienten, die Paroxetin, Venlafaxin und Des-Venlafaxin einnehmen, haben ein höheres Risiko für die Entwicklung von Entzugssyndromen als Patienten, die andere Medikamente der gleichen oder einer anderen Klasse einnehmen. Außerdem macht es einen Unterschied, einen Absetzversuch bei einem Patienten zu unternehmen, der seit 10–20 Jahren ein Antidepressivum (z. B. Paroxetin) einnimmt (wie ich es tatsächlich erlebt habe), oder bei einem Patienten, der dieses Antidepressivum erst

seit ein paar Wochen oder Monaten einnimmt. Auch wenn ein eindeutiger Zusammenhang zwischen der Behandlungsdauer und der Abhängigkeit von Antidepressiva nicht nachgewiesen ist (7, 8), kann es aus klinischer Sicht vorteilhaft sein, eine relativ kurze Behandlung so schnell wie möglich zu beenden, insbesondere in Fällen, in denen sie von Anfang an nicht gerechtfertigt war.

- Medizinische und psychiatrische Nebenwirkungen. Dazu gehören sowohl das Auftreten von Zuständen, die eine dringende ärztliche Behandlung erfordern (→ Übersicht auf S. 56), als auch das Auftreten von paradoxen Wirkungen und/oder der Wechsel in eine bipolare Störung, die ein rasches Absetzen der antidepressiven Medikamente erfordern.
- Die Präferenz des Patienten. Dies ist ein sehr wichtiger Faktor im Rahmen einer shared decision, die entsprechende Informationen erfordert (→ Kap. 9) und die Möglichkeit zum Meinungswechsel bietet. Ein Patient, der Paroxetin einnahm, entschied sich z. B. für ein langsames Tapering, aber als die Entzugssymptome auftraten, äußerte er folgenden Wunsch: »Es ist die Hölle, und ich merke jetzt, dass es wie ein Gift ist. Bitte helfen Sie mir, es so schnell wie möglich aus meinem Körper rauszubekommen, egal wie sehr ich leiden muss.« Manche Patienten äußern daher den Wunsch, die Behandlung abrupt zu beenden, um den Zeitraum zu verkürzen, in dem während des Taperings Entzugssymptome auftreten (33).

Ein abruptes oder zweistufiges schnelles Tapering kann bei der Umstellung von einer Antidepressivatherapie auf eine andere wegen mangelnder oder nachlassender Wirksamkeit in Betracht gezogen werden. Der Wert des Taperings eines Antidepressivums und der Einführung des anderen während des Taperings oder nach dem Absetzen ist nicht belegt. Keks et al. (34) skizzierten verschiedene Techniken, die von einem konservativen Wechsel (das erste Antidepressivum wird allmählich reduziert und abgesetzt, gefolgt von einer Auswaschphase, nach der die Therapie mit dem neuen Antidepressivum begonnen wird) über einen direkten Wechsel (das erste Antidepressivum wird abgesetzt; das andere wird am nächsten Tag begonnen) bis hin zu einem Cross-Taper-Switch (das neue Antidepressivum wird eingeführt, während das erste reduziert wird) reichen. Es ist jedoch wichtig zu bedenken, dass diese Strategien nicht für Monoaminoxidasehemmer gelten, für die spezifische Empfehlungen befolgt werden müssen (34). Nach meiner klinischen Erfahrung ist ein abrupter Wechsel vorzuziehen, wobei der Patient vor der Zwischenphase gewarnt werden sollte, in der Entzugssymptome des ersten Medikaments auftreten können und die Vorteile des neuen Medikaments möglicherweise noch nicht eingetreten sind. Wie ich in Kapitel 13 erörtern werde, ist beim Wechsel von Antidepressiva bei behandlungsresistenter Depression Vorsicht geboten, da das Risiko besteht, eine Kaskaden-Iatrogenese auszulösen (35).

Wie ich bereits erwähnt und in einigen Fallbeispielen beschrieben habe, neige ich zu einem schnellen Tapering (Aufteilung der Tabletten des Antidepressivums oder Verwendung niedrigerer Dosierungen, wie im Fall von Venlafaxin), in Intervallen von zwei Wochen, die in Relation zu Umweltsituationen (allostatische Belastung) etwas verlängert werden können, verbunden mit Clonazepam. Ich kombiniere das Antidepressivum, das ich absetzen möchte, mit Clonazepam, und nach zwei Wochen der Stabilisierung beginne ich mit dem Tapering. Clonazepam dosiere ich sehr niedrig (0,25 mg zweimal täglich). Das Benzodiazepin kann erhöht werden, wenn sich die Entzugssymptomatik verschlimmert (bis zu 4 mg pro Tag). Es scheint die Intensität der Symptome zu verringern, wenn auch nicht zu beseitigen. Da die Entzugssymptomatik über Monate anhalten und sich zu einer Post-Entzugsstörung auswachsen kann, muss auch die Behandlung mit Clonazepam möglicherweise verlängert werden. Ähnliche Überlegungen gelten für den Fall von Angststörungen, die nicht mit Psychotherapie behandelt werden konnten. Die Wahl von Clonazepam basiert auf dessen angstlösenden Eigenschaften, der geringen Anzahl von Nebenwirkungen, der leichten Titrierbarkeit, der geringen Anzahl signifikanter Interaktionen, der stimmungsmodulierenden Wirkung, dem Nutzen in Verbindung mit den Antidepressiva oder im Anschluss an eine Behandlung mit diesen und der geringeren Wahrscheinlichkeit einer Abhängigkeit im Vergleich mit anderen Benzodiazepinen (11, 36, 37). Unnötig zu erwähnen, dass wir eine doppelblinde placebokontrollierte Studie brauchten, um diesen Ansatz und diese klinischen Erfahrungen zu überprüfen. Ein wichtiger Einwand gegen den Einsatz von Clonazepam könnte sein, dass wir einfach von einer Art der Abhängigkeit zu einer anderen wechseln (38). Dies mag zutreffen, aber die klinischen Manifestationen beim Absetzen von Antidepressiva treten in wesentlich gravierenderer Weise ein als die bei Benzodiazepinen (38). In Übereinstimmung mit der veröffentlichten Literatur (39) hatte ich keine signifikanten Probleme beim Tapering und Absetzen von Clonazepam.

Sowohl die Methode der Rückkehr zum zuvor verwendeten Antidepressivum als auch die des Wechsels von einem Antidepressivum zu einem anderen (z. B. Fluoxetin), um klinische Manifestationen des Entzugs zu unterdrücken (1–5), sind höchst fragwürdige Vorschläge, die nicht mehr haltbar sind. Ein rationaler Einsatz von Medikamenten hängt von der Abwägung von potenziellem Nutzen und unerwünschten Wirkungen ab, bezogen auf den jeweiligen Patienten. Ein Antidepressivum wieder einzusetzen, wenn es zu einem Rückfall kommt, ist etwas ganz anderes, als dies zu tun, wenn es zu Entzugserscheinungen gekommen ist: Wir sollten uns darüber im Klaren sein, dass wir damit das Problem nur aufschieben und höchstwahrscheinlich verschlimmern (17). Toleranz entwickelt sich nicht notwendigerweise gegenüber einem bestimmten Medikament, sondern kann als Reaktion auf bestimmte Wirkungen von Medikamenten auftreten, die Substanzen der gleichen Klasse gemeinsam haben. In unserem Toleranzmodell (32) können die gleichen gegensätzlichen Prozesse (höchstwahrscheinlich unter Beteiligung von 5-HT1A-Autorezeptoren) durch verschiedene Antidepressiva aktiviert werden. Wenn wir also ein Antidepressivum verabreichen, unabhängig davon, ob es sich um das gleiche oder ein anderes handelt, können wir den Zustand der Verhaltenstoxizität verschlimmern, der sich bei Entzugserscheinungen oder anderen Manifestationen der Oppositionstoleranz einstellt (32). Ich vermeide daher den Einsatz von Antidepressiva bei Entzugserscheinungen. Wobei ich gezwungen sein kann, bei anhaltenden Stimmungsschwankungen nach dem Entzug, die die Intensitätsschwelle einer Major Depression erreichen und nicht auf eine Clonazepam-Behandlung und psychotherapeutische Interventionen ansprechen, eine antidepressive Therapie für so kurze Zeit wie möglich einzusetzen. In diesem Fall verwende ich, wie von Fux et al. (15) vorgeschlagen, ein TZA in niedriger Dosierung (z.B. Clomipramin 50 mg/Tag). Auch hier sollte die Angemessenheit dieser Praxis durch eine randomisierte kontrollierte Studie überprüft werden.

Ein spezifisches Problem stellt schließlich das Auftreten einer Hypomanie oder Manie in Verbindung mit neuer Entzugssymptomatik dar (40, 41). Das Syndrom kann selbstlimitierend sein (nach meiner Erfahrung selten). Es ist unwahrscheinlich, dass es mit Clonazepam kontrolliert werden kann, trotz dessen antimanischer Eigenschaften. Hypomanie/Manie können eine spezifische stimmungsstabilisierende Behandlung erfordern, wie im Fall von Robert im dritten Kapitel.

Wechselwirkungen mit anderen Medikamenten

Ein klinisches Problem, das bisher wenig Beachtung gefunden hat, betrifft die Wechselwirkungen zwischen Antidepressiva, insbesondere SSRI und SNRI, mit einer Reihe von anderen Medikamenten. Das Absetzen von Antidepressiva kann eine Neuanpassung der medikamentösen Therapie erfordern, was wiederum die Notwendigkeit einer ärztlichen Beratung unterstreicht (→Kap. 6). Insbesondere bei Antidepressiva der ersten Generation ist bei oralen Antikoagulanzien (Warfarin, Dicumarol), Antihypertensiva, Levodopa und Anticholinergika (42) Vorsicht geboten. Bei Antidepressiva der neueren Generation, wiederum besonders bei SSRI und SNRI, ist zu bedenken, dass sie in der Regel in der Leber durch Cytochrom P450 extensiv metabolisiert werden und somit Ziel von metabolisch bedingten Arzneimittelinteraktionen sein können (43). Auch hier ist Vorsicht geboten, insbesondere bei oralen Antikoagulanzien, Antihypertonika, Antiarrhythmika, Antikonvulsiva, Antimykotika, Kortikosteroiden, Immunsuppressiva, Proteinpumpenblockern, Statinen und Tamoxifen (44, 45). Innerhalb der breiten Klasse der Antidepressiva der neueren Generation (z.B. Mirtazapin und SSRI) kann es große Unterschiede geben, und als Kliniker sind wir dringend aufgerufen, einschlägige Manuale (44–48) und Online-Ressourcen zu konsultieren (was bei neu eingeführten Präparaten besonders wichtig sein kann). Es ist einfach erstaunlich, wie diese entscheidenden klinischen Fragen in Leitlinien und Übersichtsarbeiten ignoriert werden, die die klinischen Praktiker orientieren sollen.

Ein weiteres Problem beim Absetzen von Antidepressiva hat mit der häufigen Praxis der Polypharmazie in der Medizin (49) und Psychiatrie (50) zu tun. Wie werden wir vorgehen, wenn wir einen Patienten haben, der Paroxetin, Quetiapin und Triazolam einnimmt? Bei allen drei Medikamenten ist die Wahrscheinlichkeit groß, dass sie zu Abhängigkeit und Entzugssymptomen führen. Obwohl es offensichtlich zu sein scheint, dass sie nicht alle gleichzeitig abgesetzt werden können, gibt es unbeantwortete klinische Fragen: Welches Medikament sollte man zuerst absetzen? Wie ist die Kreuztoleranz der Medikamente, wie beeinflussen sie sich also gegenseitig in Bezug auf die Entzugssymptomatik? Die Polypharmazie wird in der Literatur zum Absetzen von Antidepressiva einfach nicht angesprochen, und doch ist sie eine häufig anzutreffende klinische Realität.

Monitoring und Steuerung des klinischen Verlaufs nach dem Absetzen

Die wiederholten psychiatrischen Beurteilungen, die in Abbildung 8-1 und Abbildung 8-2 beschrieben sind, bieten die Möglichkeit, den klinischen Verlauf nach dem Absetzen der antidepressiven Medikamente zu überwachen, insbesondere, ob neue Entzugssymptome auftreten (Übersicht auf S. 23) und sie die Schwelle eines Syndroms erreichen (Übersicht auf S. 26). Zum anderen geht es um die Frage, ob sie im Laufe der Zeit abklingen oder sich zu einer persistierenden Post-Entzugsstörung entwickeln (Übersicht auf S. 27). Schließlich ist zu beobachten, ob es zu einer Rückkehr der ursprünglichen Symptome kommt, möglicherweise gar in größerer Intensität, und ob neue Symptome und Störungen auftreten, die vorher nicht vorhanden waren. Letzteres kann besonders störend sein und rechtfertigt eine sorgfältige Untersuchung sechs Monate nach Absetzen der antidepressiven Medikation. Es werden Längsschnittstudien benötigt, die das Auftreten, die klinischen Merkmale und die neurobiologischen Korrelate von persistierenden Störungen nach dem Entzug untersuchen. In einer aktuellen epidemiologischen Längsschnittuntersuchung (51) wurde festgestellt, dass affektive Störungen mit einem erhöhten Risiko für die Entwicklung anderer psychischer Störungen verbunden sind. Eine Möglichkeit, die erforscht werden muss und von den Autoren nicht in Betracht gezogen wurde, ist, dass die Behandlung mit Antidepressiva, mehr als die Depression selbst, persistierende Entzugsstörungen verursacht haben könnte und zumindest teilweise für die erhöhte Komorbidität verantwortlich ist. Solche Studien sind jetzt möglich, da diagnostische Kriterien verfügbar sind (10, 38).

Die psychotherapeutischen Module, die ich in den folgenden Kapiteln beschreiben werde, haben das Ziel, Symptome zu behandeln, die sonst eine medikamentöse Behandlung erfordern würden, und das Fortschreiten von neuen Entzugssymptomen zu einer persistierenden Post-Entzugsstörung zu verhindern (was wiederum durch randomisierte kontrollierte Studien überprüft werden sollte). In einigen Fällen jedoch ist eine psychotherapeutische Behandlung, so kompetent sie auch sein mag, nicht in der Lage, ängstlichen und depressiven Symptomen entgegenzuwirken. Clonazepam kann ähnlich unwirksam sein, und die Wiedereinführung der ursprünglichen oder einer ähnlichen antidepressiven Medikation widerspricht jedem klinischen Sinn. Möglicherweise müssen neue psychotrope Medikamente eingeführt werden, wie z. B. Antiepileptika, wie von Chouinard und Chouinard (10) vorgeschlagen, oder niedrige Dosen von TZA für einen kurzen Zeitraum. Wenn die anhaltende Entzugsstörung die Form von Stimmungsschwankungen annimmt, die sich den Kriterien für das Vorliegen einer zyklothymen Störung annähern, kann der Einsatz von Lithium gerechtfertigt sein. Wiederholte medizinische Assessments durch den konsultierenden Internisten können auch bei komorbiden Erkrankungen und Behandlungen notwendig werden.

Nicht nur ein Medikamentencheck

Biologischer Reduktionismus, die Vernachlässigung individueller Reaktionen auf die Behandlung, massive pharmazeutische Propaganda und die fehlende Berücksichtigung multipler therapeutischer Bestandteile und präventiver Versorgung haben die psychiatrische Praxis stark beeinflusst (52). Dieser Ansatz hat zu einer Spaltung zwischen pharmakologischen und psychologischen Behandlungen geführt. Die Rolle der Psychiater in öffentlichen psychiatrischen Kliniken wurde dadurch beeinträchtigt, dass sie als Zuständige für das Verschreiben von Medikamenten und das Unterschreiben von Formularen angesehen werden. Damit waren ihre Möglichkeiten eingeschränkt, sich an der Art von integrierter Versorgung zu beteiligen, die viele Ärzte zu diesem Fachgebiet hingezogen hat (52). Psychologische Aspekte der Therapie schlagen sich nicht nur in einer formalen Psychotherapie mit einer festgelegten Anzahl von Sitzungen nieder, die heutzutage im Allgemeinen von Psychologen oder anderen qualifizierten Mitarbeitern im Bereich des Gesundheitssystems durchgeführt werden. Sie können sich auch in Gestalt eines psychotherapeutisch fundierten Managements bewähren, als Anwendung eines psychologischen Verständnisses auf die Begleitung und die Rehabilitation des einzelnen Patienten (53). Ein solcher Ansatz umfasst den Aufbau einer therapeutischen Beziehung, die Unterstützung des Patienten bei der Identifizierung und Bewältigung aktueller Lebensprobleme, das Angebot von Vorschlägen zur Lebensführung und die Zusammenarbeit mit seiner Familie und wichtigen Bezugspersonen (53, 54). Ein solches Ensemble kann auch die Auswahl einiger einfacher und spezifischer Bestandteile psychotherapeutischer Techniken beinhalten. Antidepressiva sind therapeutische Mittel von begrenzter Wirksamkeit in einem spezifischen Setting, das durch die volle Verfügbarkeit des Klinikers für eine bestimmte Zeit, die Möglichkeit des Patienten, Gedanken und Gefühle zu äußern, die Entwicklung einer Patient-Arzt-Interaktion und die Wahrnehmung einer kompetenten Betreuung gekennzeichnet ist (54–57). Wenn diese unspezifischen therapeutischen Bestandteile fehlen, ist es unwahrscheinlich, dass ein Medikament einem Placebo überlegen ist (58).

Das Vorgehen des Arztes beim Absetzen der antidepressiven Medikamente kann nicht von der psychotherapeutischen Begleitung getrennt werden. Wie beim sequenziellen Modell kann der Arzt entscheiden, ob er die psychotherapeutischen Module, die in unserer Behandlungsstrategie enthalten sind (Kap. 9–11), selbst durchführt oder, was realistischer ist, diese Module an die klinischen Psychologen im Behandlungsteam delegiert (→ Kap. 6). Die psychotherapeutische Betreuung sollte jedoch nie fehlen, wobei insbesondere das erste Modul, das im nächsten Kapitel beschrieben wird, zu beachten ist.

Literatur

1. Lojoyeux M, Ades J (1997). Antidepressant discontinuation. J Clin Psychiatry; 58 (suppl 7): 11–16.
2. Haddad PM (2001). Antidepressant discontinuation syndromes. Drug Safety; 24: 183–197.
3. Schatzberg AF, Blier P, Delgado PL, Fava M, Haddad PM, Shelton RC (2006). Antidepressant discontinuation syndrome. J Clin Psychiatry; 67 (suppl 4): 27–30.
4. Warner CH, Bobo W, Warner C, Reid S, Rachal J (2006). Antidepressant discontinuation syndrome. Am Fam Physician; 74: 449–456.
5. Wilson E, Lader M (2015). A review of the management of antidepressant discontinuation symptoms. Ther Adv Psychopharmacol; 5: 357–358.
6. Rosenbaum JF, Fava M, Hoog SL, Ascroft C, Krebs WB (1998). Selective serotonin reuptake inhibitor discontinuation syndrome: a randomized clinical trial. Biol Psychiatry; 44: 77–87.
7. American Psychiatric Association (2010). American Psychiatric Association Practice Guideline for the treatment of patients with major depressive disorder (3rd ed). Am J Psychiatry; 167 (Suppl): 1–118.
8. Fava GA, Gatti A, Belaise C, Guidi J, Offidani E (2015). Withdrawal symptoms after Selective Serotonin Reuptake Inhibitor discontinuation: a systematic review. Psychother Psychosom; 84: 72–81.
9. Fava GA, Benasi G, Lucente M, Offidani E, Cosci F, Guidi J (2018). Withdrawal symptoms after Serotonin-Noradrenaline Reuptake Inhibitors discontinuation. Psychother Psychosom; 87: 195–203.
10. Chouinard G, Chouinard VA (2015). New classification of Selective Serotonin Reuptake Inhibitor withdrawal. Psychother Psychosom; 84: 63–71.
11. Chouinard G (2004). Issues in the clinical use of benzodiazepines: potency, withdrawal and rebound. J Clin Psychiatry; 65 (suppl 5): 7–12.
12. Goddard AW, Brouette T, Almai A, Jett P, Woods S, Charney D (2001). Early coadministration of clonazepam with sertraline for panic disorder. Arch Gen Psychiatry; 58: 681–686.
13. Pratt J, Jenner P, Reynolds EH, Marsden CD (1979). Clonazepam induces decreased serotonin activity in the mouse barin. Neuropharmacology; 18: 791–799.
14. Lima I, Trejo E, Urbina M (1995). Serotonin turnover rate, 3H paroxetine binding sites, and -5-HT1a receptors in the hippocampus of rats subcronically treated with clonazepam. Neuropharmacology; 34: 1327–1333.
15. Fux M, Taub M, Zohar J (1993). Emergence of depressive symptoms during treatment for panic disorder with specific 5-hydroxytryptophan reuptake inhibitors. Acta Psychiatr Scand; 88: 235–237.
16. Fava GA, Ruini C, Rafanelli C, Finos L, Conti S, Grandi S (2004). Six-year outcome of cognitive behavior therapy for prevention of recurrent depression. Am J Psychiatry; 161: 1872–1876.
17. Fava GA, Belaise C (2018). Discontinuing antidepressants drugs: Lesson from a failed trial and extensive clinical experience. Psychother Psychosom; 87: 257–267.
18. Belaise C, Gatti A, Chouinard VA, Chouinard G (2014). Persistent postwithdrawal disorders induced by paroxetine, a selective serotonin reuptake inhibitor, and treated with specific cognitive behavioral therapy. Psychother Psychosom; 83: 247–248.

19. Fava GA, McEwen BS, Guidi J, Gostoli S, Offidani E, Sonino N (2019). Clinical characterization of allostatic overload. Psychoneuroendocrinology; 108: 94–101.
20. Paykel ES, Tanner J (1976). Life events, depression relapse and maintenance treatment. Psychol Med; 6: 481–485.
21. Bainum TB, Fike DS, Mechelay D, Haase K (2017). Effect of abrupt discontinuation of antidepressants in critically ill hospitalized patients. Pharmacotherapy; 37: 1231–1240.
22. Carvalho AF, Sharma MS, Brunoni AR, Vieta E, Fava GA (2016). The safety, tolerability and risks associated with the use of newer generation antidepressant drugs. Psychother Psychosom; 85: 270–288.
23. Fava GA, Cosci F, Offidani J, Guidi J (2016). Behavioral toxicity revisited. J Clin Psychopharmacol; 36: 550–553.
24. Batelaan NM, Bosman RC, Muntingh A, Scholten WD, Huijbregts KM, van Balkom AJLM (2017). Risk of relapse after antidepressant discontinuation in anxiety disorders, obsessive-compulsive disorder, and post-traumatic stress disorder. BMJ; 358: j3927.
25. Tint A, Haddad PM, Anderson IM (2008). The effect of rate of antidepressant tapering on the incidence of discontinuation symptoms: a randomised study. J Psychopharmacol; 22: 330–332.
26. Gallagher J, Strzinek RA, Cheng RJ, Ausmanas MK, Astl, D, Seljan P (2012). The effect of dose titration and dose tapering on the tolerability of desvenlafaxine in women with vasomotor symptoms associated with menopause. J Women's Health; 21: 188–198.
27. Khan A, Musgnung J, Ramey T, Messig M, Buckley G, Ninan P (2014). Abrupt discontinuation compared with a 1-Week taper regimen in depressed outpatients treated for 24 weeks with desvenlafaxine 50 mg/d. J Clin Psychopharmacol; 34: 365–368.
28. Hengartner MP, Schulthess L, Sorensen A, Framer A (2020). Pratracted withdrawal syndrome after stopping antidepressants. Ther Adv Psychopharmacology; 10: 2045125320980573.
29. Scholten W, Batelaan N, van Balkom A (2020). Barriers to discontinuing antidepressants in patients with depressive and anxiety disorders. Ther Adv Psychopharmacology; 10: 2045125320933404.
30. Horowitz MA, Taylor D (2019). Tapering of SSRI treatment to mitigate withdrawal symptoms. Lancet Psychiatry; 6: 538–546.
31. Groot PC, van Os J (2020). How user knowledge of psychotropic drug withdrawal resulted in the development of person-specific tapering medication. Ther Adv Psychopharmacology; 10: 2045125320932452.
32. Fava GA (2020). May antidepressant drugs worsen the conditions they are supposed to treat? The clinical foundations of the oppositional model of tolerance. Ther Adv Psychopharmacol; 10: 2045125320970325.
33. Haddad PM (2001). Antidepressant discontinuation syndromes. Drug Safety; 24: 183–197.
34. Keks N, Hope J, Keogh S (2016). Switching and stopping antidepressants. Aust Prescr; 39: 76–83.
35. Fava GA, Cosci F, Guidi J, Rafanelli C (2020). The deceptive manifestations of treatment resistance in depression. Psychother Psychosom; 89: 265–273.
36. Pollack MH, Van Ameringen M, Simon N, Worthinton JW, Hoge EA, Keshaviah A, Stein MB (2014). A double-blind randomized controlled trial of augmentation and switch strategies for refractory social anxiety disorder. Am J Psychiatry; 171: 44–53.
37. Cloos JM, Bocquet V, Rolland-Portal I, Koch P, Chouinard G (2015). Hypnotics and triazolobenzodiazepines-best predictors of high-dose benzodiazepine use. Psychother Psychosom; 84: 273–283.
38. Cosci F, Chouinard G (2020). Acute and persistent withdrawal syndromes following discontinuation of psychotropic medications. Psychother Psychosom; 89: 283–306.

39. Nardi AE, Freire RC, Valenca AM, Amrein R, de Cerqueira CR, Lopes FL, Nascimento I, Mezzaslama MA, Veras AB, Sardinha A, de Carvalho MR, da Costa RT, Levitan MN, de Melo-Neto VL, Soares-Filho GL, Versiani M (2010). Tapering clonazepam in patients with panic disorder after at least 3 years of treatment. J Clin Psychopharmacol; 30: 290–293.
40. Andrade C (2004). Antidepressant-withdrawal mania. J Clin Psychiatry; 65: 987–993.
41. Tomba E, Guidi J, Fava GA (2018). What psychologists need to know about psychotropic medications. Clin Psychol Psychother; 25: 181–187.
42. Fava GA, Sonino N (1996). Depression associated with medical illness. CNS Drugs; 5: 175–189.
43. Spina E, Trifirò G, Caraci F (2012). Clinically significant drug interactions with newer antidepressants. CNS Drugs; 26: 39–67.
44. Procyshyn RM, Bezchlibnyk-Butler, Jeffries JJ (eds) (2019). Clinical handbook of Psychotropic Drugs. 23rd edition. Boston: Hogrefe.
45. Ciraulo DA, Shader RI, Greenblatt DJ, Creelman W (eds) (2005). Drug Interactions in Psychiatry. Third edition. Baltimore: Williams and Wilkins.
46. Dubovsky SL (2005). Clinical Guide to Psychotropic Drugs. New York: Norton.
47. Baldessarini RJ (2013). Chemotherapy in Psychiatry. Pharmacologic basis of Treatments for Major Mental Illness. Third edition. New York: Springer.
48. Ghaemi SN (2019). Clinical Psychopharmacology. Principles and Practice. New York: Oxford University Press.
49. Gnjidic D, Tinetti M, Allore HG (2017). Assessing medication burden and polypharmacy: finding the perfect measure. Exp Rev Clin Pharmacol; 10: 345–347.
50. Ghaemi SN (ed) (2002). Polypharmacy in Psychiatry. New York: Dekker.
51. Plana Ripoli O, Pedersen CB, Holtz Y, Benros ME, Dalsgaard S, de Jonge P, Fan CC, Degenhardt L, Ganna A, Greve AN, Gunn J, Iburg KM, Kessing LV, Lee BK, Lim CCW, Mors O, Nordentoft M, Prior A, Roest AM, Saha S, Schork A, Scott JG, Scott KM, Stedman T, Sørensen HJ, Werge T, Whiteford HA, Laursen TM, Agerbo E, Kessler RC, Mortensen PB, McGrath JJ (2019). Exploring Comorbidity Within Mental Disorders Among a Danish National Population. JAMA Psychiatry; 76: 259–270.
52. Fava GA, Park SK, Dubovsky SL (2008). The mental health clinic: a new model. World Psychiatry; 7: 177–181.
53. Simpson GM, May PRA (1982). Schizophrenic disorders. In: Greist JH, Jefferson JW, Spitzer RL (eds). Treatment of Mental Disorders. New York: Oxford University Press; 143–183.
54. Fava GA (2013). Modern psychiatric treatment. Psychother Psychosom; 82: 1–7.
55. Gliedman CH, Nash EH, Huber SD, Stone AR, Frank JD (1958). Reduction of symptoms by pharmacologically inert substances and by short-term psychotherapy. AMA Arch Neurol Psychiatry; 79: 345–351.
56. Downing RW, Rickels K (1978). Nonspecific factors and their interaction with psychological treatment in pharmacotherapy. In: Lipton MA, Di Mascio A, Killam KF (eds). Psychopharmacology: A generation of progress. New York: Raven Press; 1419–1427.
57. Fava GA, Guidi J, Rafanelli C, Rickels K (2017). The clinical inadequacy of the placebo model and the development of an alternative conceptual framework. Psychother Psychosom; 86: 332–240.
58. Uhlenhuth EN, Rickels K, Fisher S, Park LC, Lipman RS, Mock J (1966). Drug, dottor's verbal attitude and clinic setting in the symptomatic response to pharmacotherapy. Psychopharmacologia; 9: 392–418.

9 Erstes psychotherapeutisches Modul: Erklärende Therapie

EINLEITUNG

Das erste psychotherapeutische Modul basiert auf der »Erklärenden Therapie« von Kellner. Es besteht in der Bereitstellung präziser Informationen, der Aufklärung, der Vermittlung der Prinzipien der selektiven Wahrnehmung (die Aufmerksamkeit auf einen Körperteil führt dazu, dass der Patient die Empfindungen in diesem Bereich stärker wahrnimmt als in anderen Regionen), der Beruhigung und der Repetition. Das Modul wurde entwickelt, um die Widerstandsfähigkeit gegenüber Entzugssymptomen während des Taperings und nach dem Absetzen von Antidepressiva zu erhöhen.

Unter Krankheitsverhalten verstehen wir die »unterschiedliche Art und Weise, wie Individuen auf körperliche Anzeichen reagieren, wie sie innere Zustände überprüfen, Symptome definieren und interpretieren, Zuschreibungen vornehmen, Abhilfemaßnahmen ergreifen und verschiedene Quellen der informellen und formellen Versorgung nutzen« (1). In seinen erfahrungsbezogenen, kognitiven und verhaltensbezogenen Aspekten ist das Krankheitsverhalten ein wichtiger Faktor bei der Modulation individueller Reaktionen auf das Auftreten und Fortbestehen neuer Entzugssymptome. Was der Patient wahrnimmt, stellt den Erfahrungsaspekt dar. Die Art und Weise, wie er oder sie diese Wahrnehmungen interpretiert, bildet den kognitiven Aspekt. Die Rolle des Patienten bei der Zusammenarbeit im Rahmen des Behandlungsplans (Selbsttherapie) bildet den Verhaltensaspekt. Die Rolle des Krankheitsverhaltens fand in der Medizin große Beachtung, insbesondere im Zusammenhang mit funktionellen medizinischen Störungen (2, 3). Das Interesse an der Erforschung seiner modulierenden Wirkung auf die psychiatrische Symptomatik (4) und die Psychopharmakologie (5) war bisher geringer. Bei der Untersuchung der Auswirkungen der Persönlichkeit auf den Schweregrad des Entzugs und den Erfolg der Entwöhnung bei benzodiazepinabhängigen Patienten wurde beobachtet, dass es Patienten gibt, die besonders empfindlich auf innere Hinweise reagieren und daher extrem ängstlich sind, den Benzodiazepin-Entzug abzuschließen (6). Die Persönlichkeit mag sicherlich eine Rolle spielen, aber ein bestimmtes Krankheitsverhalten tritt nicht mit spezifischen Eigenschaften bei jedem Patienten auf. Vielmehr hängt es von der Interaktion zwischen Patient und Arzt sowie von der Interpretation der Online-Informationsquellen durch den Patienten ab (2, 3, 7).

Robert Kellner analysierte Forschungsergebnisse über die Behandlung von Patienten mit funktionellen medizinischen Störungen und identifizierte einige Elemente, die mit einer günstigeren Prognose in Verbindung gebracht werden können (8). Daraufhin entwickelte er einen psychotherapeutischen Ansatz zur Verbesserung des Krankheitsverhaltens und zur Behandlung hypochondrischer Ängste und Überzeugungen, die er »explanatory therapy« nannte (9). Diese Methode wurde anschließend in einer kontrollierten Untersuchung validiert (10), die sich mit der schwersten Form des dysfunktionalen Krankheitsverhaltens, der Hypochondrie, befasste. Das Prozedere besteht in der Bereitstellung präziser Informationen, der Aufklärung, der Vermittlung der Prinzipien der selektiven Wahrnehmung (die auf einen Körperteil gerichtete Aufmerksamkeit führt dazu, dass der Patient die Empfindungen in diesem Bereich stärker wahrnimmt als in anderen Regionen), der Beruhigung und der Repetition (9, 10). Carlotta Belaise und ich haben das Protokoll modifiziert, um die Widerstandsfähigkeit gegen Entzugssymptome nach dem Absetzen von Antidepressiva zu verbessern (11). Der behandelnde Arzt (Psychiater oder Internist), der das Verfahren überwacht, wird angeregt, in seinen Beurteilungssitzungen Elemente der erklärenden Therapie zu verwenden. Der klinische Psychologe oder eine andere qualifizierte psychologische Fachkraft, die den sequenziellen psychotherapeutischen Ansatz fortsetzt, kann sich auf das nachstehend beschriebene strukturierte Protokoll beziehen.

Die erklärende Therapie ist der Grundbestandteil des ersten Moduls des sequenziellen psychotherapeutischen Ansatzes, der im vorherigen Kapitel erwähnt wurde. Die gesamte Strategie besteht aus drei Modulen, deren Dauer je nach den individuellen Bedürfnissen der Patienten variieren kann (Abbildungen 8-1 und 8-2). Die Patienten werden alle 1–2 Wochen für eine Anzahl von 16–24 Sitzungen eingeladen.

Erklärende Therapie

Dieses Modul ist auf die Phase des Taperings ausgerichtet und kann zu Beginn des sequenziellen Ansatzes (Abbildung 8-1) oder in der Mitte (Abbildung 8-2) stattfinden. Im letzteren Fall werden das Tapering und das Absetzen nach der Durchführung einer kognitiven Verhaltenstherapie gegen Angststörungen, die zuvor nicht mit psychotherapeutischen Maßnahmen behandelt worden waren, verschoben. Die Dauer des Moduls ist je nach Tapering-Methode unterschiedlich (2–6 wöchentliche Sitzungen); in jedem Fall werden während des gesamten sequenziellen Ansatzes Elemente der erklärenden Therapie eingesetzt und dem Patienten wiederholt in Erinnerung gerufen.

Die erklärende Therapie sollte vor dem Absetzen der antidepressiven Medikamente beginnen. In der ersten Sitzung werden die Patienten dazu angehalten, ein Tagebuch zu führen, in dem sie die stärksten störenden Symptome, die von einer Sitzung zur nächsten auftreten, in einer Liste festhalten und für jedes Symptom eine Punktzahl vergeben (von 0 bis 100, wobei 100 das stärkste störende Symptom ist). In das Tagebuch tragen sie auch die Situationen ein, in denen die belastendsten Momente auftraten.

Solange die Therapie fortschreitet, werden die Patienten ermutigt, alternative Interpretationen ihrer Erlebnisse aufzuschreiben (→Tab. 9-1). Sie werden angehalten, das Tagebuch zum nächsten Termin mitzubringen.

Situation	Symptome and Intensität (0–100)	Interpretation
Ich bin zu Hause und versuche, meinen Unterricht für morgen und das Abendessen für meine Familie vorzubereiten.	Ich fühle mich schlecht, bin verwirrt. Ich bin nicht in der Lage, irgendetwas zu erreichen. Ich habe Gefühle wie bei einem Stromschlag. Meine Lektion wird ein Misserfolg sein. Intensität: 70	Gefühle wie bei einem Stromschlag werden durch eine Verringerung der Dosis des Medikaments verursacht. Die anderen Symptome hatte ich auch vor der Einnahme des Medikaments. Ich sollte mich beruhigen, und es wird schon werden.

Tab. 9-1: Beispiel für ein Tagebuch zum Reduzieren von Antidepressiva.

Der Therapeut gibt mehrere Arten von Rückmeldungen, die im Tagebuch festgehalten werden. Das erste Feedback betrifft eine genaue Information. Der Patient wird ausführlich über die geplante Art des Absetzens informiert. Wir können weder vorhersagen, ob Entzugssymptome auftreten werden, noch die Art und Weise ihres Auftretens, ihren Schweregrad und ihre Dauer. Die Patienten werden darüber informiert, dass die Symptome während des Absetzens auftreten können und in der Regel ein oder zwei Wochen nach dem Absetzen einen Höhepunkt erreichen. Entzugssymptome sind neue Symptome und können innerhalb eines Monats langsam abklingen oder über einen längeren Zeitraum (Monate) bestehen bleiben. Die Entwicklung der richtigen Einstellung zur Symptomwahrnehmung (die im Rahmen einer Psychotherapie zu erlernen ist) kann ihr Verschwinden beschleunigen (11). Aus der psychophysiologischen Forschung gibt es Hinweise darauf, dass eine genaue Information über eine bedrohliche somatische Empfindung mehrere Phänomene beeinflussen kann, einschließlich der Schwere der autonomen Reaktionen und des subjektiven Leidensdrucks (8, 9).

Eine weitere Komponente ist die Aufklärung, sowohl über die vorherige unzureichende Kommunikation mit den Ärzten als auch über die Art der erlebten Empfindungen. Die Patienten sind in der Regel nicht über das Abhängigkeitspotenzial von Antidepressiva aufgeklärt worden und können starke Gefühle diesbezüglich entwickeln. Sie stellen sich dann die Frage »Wie kann das passieren?«. Ich verwende oft das »Antibiotika-Paradoxon« als Beispiel: Die besten Mittel zur Behandlung bakterieller Infektionen sind auch die besten Mittel zur Selektion und Vermehrung resistenter Stämme, die in der Umwelt fortbestehen, selbst wenn die Exposition gegenüber dem Medikament beendet wird (12). Antidepressiva können lebensrettend sein, aber sie bergen auch das Potenzial zur Abhängigkeit.

Eine dritte wesentliche Komponente besteht darin, zu erklären, dass eine starke

Tendenz besteht, die Aufmerksamkeit auf bestimmte Körperteile zu richten und bedrohliche Reize entsprechend wahrzunehmen (selektive Wahrnehmung). Wenn jemand Angst vor der Ankunft einer anderen Person hat, hört er Schritte im Flur, während jemand, der keinen Grund zur Angst hat, solche Schritte nicht wahrnimmt (9). Die lebhafte Wahrnehmung von Entzugserscheinungen (»Neuroemotionen«) kann einen Zustand der selektiven Wahrnehmung auslösen.

Schließlich wies Kellner auf die Schwierigkeiten hin, die Patienten bei der Aufnahme und Beibehaltung komplexer Informationen haben können (8, 9). Folglich sind Wiederholung und Beruhigung ein weiterer wichtiger therapeutischer Bestandteil der erklärenden Therapie (z. B.: »Es ist ziemlich häufig, dass diese Symptome beim Reduzieren oder nach dem Absetzen dieses Medikaments auftreten«; »Es handelt sich nicht um einen Rückfall, sondern um eine Entzugsreaktion«; »Es ist nur eine vorübergehende Phase, die bald vorbei sein kann«) (11). Der behandelnde Internist kann durch eine körperliche Untersuchung eine sehr wirksame Beruhigung vermitteln, die meiner klinischen Erfahrung nach von den Patienten sehr geschätzt wird.

Diese Art von Rückmeldung führt bei den Patienten zu einer »mentalen Beleuchtung« (11). »Hätte man mir nicht gesagt, dass die Symptome, die nach dem Absetzen von Venlafaxin auftraten, zu erwarten waren und dass schließlich Licht am Ende des Tunnels zu sehen sein könnte, hätte ich mich umgebracht, denn die mentalen Schmerzen waren unerträglich«, schrieb Emma, die in Kapitel 3 beschriebene junge Patientin, am Ende der Therapie. Sie erzählte mir: »Ich wusste nicht, wo im Tunnel ich mich befand, nur Dunkelheit hinten und vorne. Aber ich hatte das Gefühl, dass Sie sehen konnten, wie ich im Tunnel vorankam, und dass Sie meine Position kannten.« Eigentlich ist es ziemlich schwierig, eine so klare Vision zu haben, aber ich bin froh, dass Emma keine Zweifel oder Unentschlossenheit in mir wahrgenommen hat.

Die auf die erste Sitzung folgenden Sitzungen der Aufklärungs-Therapie befassen sich mit dem Tagebuch des Patienten. Das Tagebuch besteht aus einer Spalte, in welcher der Patient die Situation beschreibt, in der die beunruhigendsten Symptome auftreten, einer weiteren Spalte, in der die Beunruhigung und die erlebten Symptome beschrieben werden, und einer dritten Spalte, in der es um die Interpretation des Patienten geht, die gegebenenfalls durch die Interpretation des Therapeuten ergänzt wird. Der Patient erfährt, dass nicht alle erlebten Symptome auf die Antidepressiva zurückgeführt werden können (Aufklärung). Tabelle 9-1 zeigt ein Beispiel für das Tagebuch einer Lehrerin, Veronika, während des Taperings von Citalopram. Das Tagebuch ist auch dann wichtig, wenn beim Tapering keine unmittelbaren Entzugssymptome auftreten: Die Symptome können bei weiterem Tapering oder nach dem Absetzen auftreten oder Wochen oder Monate nach dem Absetzen beginnen.

Die Patienten werden ermutigt, weiterhin ihren Lebensaktivitäten nachzugehen und den Symptomen so wenig wie möglich Aufmerksamkeit zu schenken (11). Es gibt Tage, die schlecht sind, aber wenn die Patienten versuchen, darauf gelassener zu reagieren, werden die Tage besser. Bei Patienten mit einer passiven Lebenseinstellung und vielen Gelegenheiten, ihren Symptomen Aufmerksamkeit zu schenken, kann eine Aktivitätsplanung verordnet werden. Es werden einige motivierende Elemente eingeführt, die das Konzept der Verhaltenstoxizität erklären (Kap. 3). Die Patienten werden daran erinnert, dass das Medikament für sie toxisch geworden ist und dass es ihnen auf lange Sicht besser gehen wird. Wenn klinische Phänomene im Zusammenhang mit der oppositionellen Toleranz (z. B. Verlust der Wirksamkeit, paradoxe Wirkungen) oder schwerwiegende Nebenwirkungen (z. B. Gewichtszunahme) aufgetreten sind, können diese wirksam genutzt werden, um darauf hinzuweisen, wie wichtig es ist, das Antidepressivum abzusetzen, und welche potenziellen Schäden ein einfacher Wechsel des Antidepressivums mit sich bringt. Schließlich werden einige Empfehlungen zur Lebensführung gegeben (Verzicht auf Alkohol und eingeschränkter Koffeinkonsum, körperliche Bewegung, Schlafhygiene, ausgewogene Ernährung). Die Struktur dieses ersten Moduls ist in der → Übersicht zusammengefasst.

ZIELE DES ERSTEN THERAPIEMODULS

1. Überprüfung des allgemeinen Zustands des Patienten
2. Auflistung der neu aufgetretenen Symptome, geordnet nach dem Grad des Leidensdrucks
3. Veranschaulichung der verschiedenen Schritte des gewählten Verfahrens zur Reduzierung der Dosis
4. Führen eines Tagebuchs über die schlimmsten Momente und Situationen
5. Überprüfung des Tagebuchs, insbesondere im Hinblick auf das Auftreten von Entzugssymptomen
6. Ermutigung des Patienten, das Antidepressivum weiter zu reduzieren und schließlich abzusetzen
7. Bereitstellung genauer Informationen, Klärung, Vermittlung der Prinzipien der selektiven Wahrnehmung, Beruhigung und Wiederholung
8. Planung von Aktivitäten, falls erforderlich
9. Erteilung von Hausaufgaben
10. Vorschläge zur Lebensführung

Vorwärts gehen

Die Dauer des ersten Moduls ist sehr flexibel und richtet sich nach den gewählten Modalitäten der Reduzierung und vor allem nach der Einschätzung des Therapeuten hinsichtlich des Grades der Einsicht und der Reaktionsfähigkeit des Patienten. Mit der Einführung des Tagebuchs wurde ein wichtiger Schritt getan. In der Tat ist das Führen eines Tagebuchs über den Leidensdruck an sich ein wichtiger therapeutischer Bestandteil, der mit der Bedeutung der Selbstoffenbarung (»self disclosure«) verbunden ist (13). Pennebaker (14) leistete Pionierarbeit bei der therapeutischen Nutzung des Tagebuchs und entwickelte ein Protokoll für die schriftliche Offenlegung traumatischer Erfahrungen. Eine eindrucksvolle Zahl experimenteller Studien hat gezeigt, dass der schriftliche Ausdruck traumatischer Erlebnisse im Vergleich mit neutralem Schreiben den psychischen Zustand und die körperliche Gesundheit verbessern und die Immunfunktion steigern kann, wobei die Aktivität des autonomen Nervensystems reduziert wird (14). Darüber hinaus ist das Tagebuch der grundlegende Schritt der kognitiven Verhaltenstherapie und der Well-Being-Therapie. Die Verwendung des Tagebuchs im ersten Modul erleichtert somit den Übergang zu den folgenden Schritten des therapeutischen Verfahrens.

Literatur

1. Mechanic D (1995). Sociological dimensions of illness behavior. Soc Sci Med; 41: 1207–1216.
2. Cosci F, Fava GA (2016). The clinical inadequacy of the DSM-5 classification of somatic symptoms and related disorders: an alternative trans-diagnostic model. CNS Spectrums; 21: 310–317.
3. Fava GA, Cosci F, Sonino N (2017). Current psychosomatic practice. Psychother Psychosom; 86: 13–30.
4. Fava GA, Rafanelli C, Tomba E (2012). The clinical process in psychiatry: a clinimetric approach. J Clin Psychiatry; 73: 177–184.
5. de las Cuevas, de Leon J (2017). Reviving research on medication attitudes for improving pharmacotherapy. Psychother Psychosom; 86: 73–79.
6. Schweizer E, Rickels K, de Martinis N, Case G, Garcia-Espanha F (1998). The effect of personality on withdrawal severity and taper outcome in benzodiazepine dependent patients. Psychol Med; 28: 713–720.
7. Cosci F, Guidi J (2021). The role of illness behavior in the COVID-19 pandemic. Psychother Psychosom; 29: 1–4.
8. Kellner R (1986). Somatization and Hypochondriasis. New York: Praeger.
9. Kellner R (1979). Psychotherapeutic strategies in the treatment of psychophysiological disorders. Psychother Psychosom; 32: 91–100.
10. Fava GA, Grandi S, Rafanelli C, Fabbri S, Cazzaro M (2000). Explanatory therapy in hypochondriasis. J Clin Psychiatry; 61: 317–322.
11. Fava GA, Belaise C (2018). Discontinuing antidepressants drugs. Lesson from a failed trial and extensive clinical experience. Psychother Psychosom; 87: 257–267.
12. Levy SB (1992). The Antibiotic Paradox: how Miracle Drugs are Destroying the Miracle. New York: Plenum.
13. Guidi J, Brakemeier E-L, Bockting CLH, Cosci F, Cuijpers P, Jarrett RB, Linden M, Marks I, Peretti CS, Rafanelli C, Rief W, Schneider S, Schnyder U, Sensky T, Tomba E, Vazquez C, Vieta E, Zipfel S, Wright JH, Fava GA (2018). Methodological recommendations for trials of psychological interventions. Psychother Psychosom; 87: 285–295.
14. Pennebaker JW (1997). Writing about emotional experiences as a therapeutic process. Psychol Sci; 8: 162–166.

10 Zweites psychotherapeutisches Modul: Kognitiv-behaviorale Therapie

EINLEITUNG

Dieses Kapitel beschreibt die kognitiv-behaviorale Komponente des psychotherapeutischen Moduls. Sie schließt sich in der Regel an die erklärende Therapie an, kann ihr aber auch vorausgehen, wenn bei Angststörungen, Zwangserkrankungen oder Posttraumatischen Belastungsstörungen Antidepressiva eingesetzt wurden, ohne dass ein gleichzeitiger oder vorheriger psychotherapeutischer Ansatz verfolgt wurde. Die kognitiv-behaviorale Strategie basiert auf der Verwendung eines strukturierten Tagebuchs, auf kognitive Umstrukturierung, Hausaufgaben und Anregungen zur Lebensführung. Die erklärende Therapie wird je nach Bedarf fortgesetzt.

Bislang gibt es nur wenige Anwendungen der kognitiv-behavioralen Therapie (CBT) für den Absetzprozess von Antidepressiva. Scholten et al. (1) berichteten über die erste randomisierte kontrollierte Studie, in der versucht wurde, bei Patienten mit remittierter Angststörung, die ihre antidepressiven Medikamente abgesetzt hatten, durch den Einsatz von CBT (Rückfallpräventionsgruppe) im Vergleich zur üblichen Behandlung einen Rückfall zu verhindern. Die Patienten, die der CBT-Gruppe zugewiesen wurden, erhielten acht Gruppensitzungen zur Rückfallprävention, die sich auf Risikofaktoren und Absetzsymptome konzentrierten. Die antidepressive Medikation wurde innerhalb von vier Monaten nach einem festen Zeitplan alle zwei Wochen reduziert. In der Kontrollgruppe (Behandlung wie üblich) wurde das Absetzen der Antidepressiva ohne CBT in Einzelsitzungen nach dem gleichen Zeitplan durchgeführt. Primärer Endpunkt war das Auftreten/Wiederauftreten einer Angststörung oder einer schweren depressiven Störung. Sekundäres Ergebnis war die Erfolgsquote beim Absetzen von Antidepressiva. 73 Patienten wurden in die Studie aufgenommen. Über 16 Monate hinweg gab es bei keinem der primären und sekundären Endpunkte signifikante Unterschiede zwischen den Patienten in der CBT-Gruppe und der Gruppe, deren Mitglieder wie üblich behandelt wurden. Trotz der Anleitung gelang es nur 36 % aller Teilnehmer, die antidepressiven Medikamente abzusetzen, und nur 28 % hatten keinen Rückfall. Ein Patient beging Selbstmord. Die Studie wurde aus ethischen Gründen und wegen Aussichtslosigkeit vorzeitig abgebrochen (1).

Sie war jedoch keineswegs aussichtslos und lieferte wichtige Erkenntnisse (2). Wie die Autoren anmerkten (1), erwiesen sich die Empfehlungen der Leitlinien zum Absetzen von Antidepressiva in ihrer Stichprobe weder als durchführbar noch als wirksam. Die Forscher waren zwar davon überzeugt, sich auf die besten Erkenntnisse zu stützen, mussten aber feststellen, dass sie sich damit schlichtweg geirrt hatten (2). Entzugssymptome und -syndrome können während und trotz des langsamen Absetzens auftreten, verschwinden nicht auf magische Weise ein paar Wochen nach dem Absetzen und können lange anhalten, was zu Post-Entzugssyndromen führt (2). In dieser Studie (1) wurde die CBT-Gruppentherapie daher abgebrochen, als sie am dringendsten benötigt wurde. Außerdem wurden die Entzugssymptome und -syndrome nicht angemessen bewertet und behandelt; sie wurden möglicherweise fälschlicherweise als das Auftreten einer Angststörung gedeutet (2).

Ähnliche methodische Probleme betrafen eine andere randomisierte kontrollierte Studie zur präventiven kognitiven Therapie mit Absetzen von Antidepressiva während der Schwangerschaft (3). Eine modifizierte Version der kognitiven Therapie wurde bei einer Gruppe mit dem Absetzen von Antidepressiva kombiniert und mit der Fortsetzung dieser Medikation und der üblichen Behandlung bei der anderen verglichen (3). Es gab keine signifikanten Unterschiede zwischen den beiden Gruppen in Bezug auf das Risiko eines Rückfalls in die Depression (3). Da auch in diesem Fall die Entzugssymptome fälschlicherweise als Auftreten einer depressiven Episode gedeutet werden konnten, lassen die Ergebnisse ernsthafte Zweifel an der Wirksamkeit der Beibehaltung von Antidepressiva zur Verhinderung eines Rückfalls bei Depressionen aufkommen. Die Ergebnisse deuten auch darauf hin, dass ein Absetzen von Antidepressiva während der Schwangerschaft möglich ist.

Es gibt zwei Modalitäten für die Anwendung der CBT im Rahmen des sequenziellen Ansatzes zum Absetzen von Antidepressiva. Die Strategie kann bei Stimmungs- und Angststörungen recht unterschiedlich sein. Bei Depressionen müssen die Restsymptomatik und die kognitiven Stile angegangen werden, die langfristig zu einem Rückfall führen können (4, 5). Bei Angststörungen, Zwangserkrankungen und Posttraumatischen Belastungsstörungen (PTBS) besteht häufig die Notwendigkeit, die ursprüngliche Symptomatik zu behandeln, die nur vorübergehend durch eine pharmakologische Behandlung unter Kontrolle gebracht wurde. Es überrascht nicht, dass das Absetzen von Antidepressiva bei Angststörungen mit einer hohen Rückfallwahrscheinlichkeit verbunden ist (6). Ich werde die Anwendung der CBT als zweites Modul (Abbildung 8-1) im Anschluss an die Erklärungstherapie und die Reduzierung (nicht notwendigerweise das vollständige Absetzen) der Antidepressiva und vor dem dritten Modul der Well-Being-Therapie (WBT) vorstellen. Anschließend beschreibe ich das Modell, in dem die CBT das erste Modul ist und der erklärenden Therapie und dem Absetzen der Medikamente vorausgeht (Abbildung 8-2). Eine wichtige klinische Frage ist, ob der Patient zusätzlich zur Pharmakotherapie eine wirksame, evidenzbasierte psychotherapeutische Behandlung gegen Angst, Zwänge und PTBS erhalten hat. Wenn ja, um welche Behandlung handelte es sich genau? Die Entscheidung, ob das eine oder das andere Modul zum Einsatz kommt, hängt vollständig von der klinischen Beurteilung ab (insbesondere von der Bewertung des Schweregrads der Störungen der ursprünglichen Erkrankung, die durch die pharmakologische Behandlung überdeckt werden können).

Kognitiv-behaviorale Therapie als zweites Modul

Das Führen eines strukturierten Tagebuchs (Selbstbeobachtung) als Quelle der Wahrnehmung und Reflexion ist eine grundlegende kognitive Verhaltenstechnik (7–9). Wie Wright und Kollegen anmerken, lenkt das Aufschreiben automatischer Gedanken auf Papier (oder mit Hilfe eines Computers oder Smartphones) »die Aufmerksamkeit des Patienten auf wichtige Kognitionen, bietet eine systematische Methode, um die Identifizierung automatischer Gedanken zu üben, und stimuliert oft ein Gefühl der Nachforschung über die Gültigkeit der Gedankenmuster. Allein die Wahrnehmung, dass Gedanken auf Papier niedergeschrieben werden, löst oft spontane Bemühungen aus, maladaptive Kognitionen zu überarbeiten oder zu korrigieren.« (9, S. 99) Schemata sind organisierte, dauerhafte Repräsentationen von Wissen und Erfahrung, die die Verarbeitung von Informationen und die Interaktion mit Lebensumständen steuern (7–9). Depressive Patienten neigen beispielsweise zu Schemata, die durch Themen wie Verlust, Versagen, Wertlosigkeit und Ablehnung gekennzeichnet sind und zu einer negativen Wahrnehmung ihrer selbst, der Welt und der Zukunft (kognitive Triade) sowie zu negativen Verzerrungen bei der Informationsverarbeitung führen (7). Die Selbstbeobachtung spielt auch in der Verhaltenstherapie eine wichtige Rolle, insbesondere bei der Expositionstherapie in Form von Hausaufgaben bei Angststörungen (10). Das zentrale Prinzip der Behandlung besteht darin, den Patienten dazu zu bringen, sich in die phobische Situation zu begeben und trotz der daraus resultierenden Angst dort zu bleiben (10). Mit ihm gemeinsam wird ein strukturiertes Tagebuch über die Expositionsaufgaben und die anschließenden Erfolge (wie jede Expositionsaufgabe verlief) geführt. Der Therapeut bespricht das Tagebuch mit dem Patienten und gibt ihm Sicherheit und Orientierung. Das strukturierte Tagebuch enthält eine Mischung aus negativen und positiven Erfahrungen, die vom Patienten durch positive Verstärkung angemessen moduliert werden sollten (11). Die Selbstbeobachtung des Leidens und der Erstellung einer Vermeidungshierarchie ebnet somit den Weg für kognitiv-behaviorale Interventionen: Schemata können modifiziert und Vermeidungen im Laufe der Psychotherapie überwunden werden, damit eine funktionale Rolle erreicht werden kann (7–11).

Mit dem Beginn des zweiten Moduls erhält das Führen eines Tagebuchs eine andere Bedeutung. Der Patient wird angewiesen, in einem Tagebuch (→ Tab. 10-1) alle Episoden von Disstress zu notieren, die in den folgenden zwei Wochen auftreten können. Es ist wichtig zu betonen, dass der (nicht näher bezeichnete) erwartete Leidensdruck nicht lange anhaltend sein muss, sondern auch von kurzer Dauer sein kann. Die Patienten werden auch angewiesen, eine Liste von Situationen zu erstellen, die Stress auslösen und/oder dazu führen, dass sie vermieden werden. Jede Situation sollte auf einer Skala von 0 bis 100 Punkten bewertet werden (0 = kein Problem; 100 = Panik, unerträgliche Belastung). Das Tagebuch ist zur bei der nächsten Sitzung mitzubringen.

Situation	Disstress (Intensität 0–100)	Automatische negative Gedanken	Interpretation aus der Beobachterperspektive
Ich bin zu Hause und versuche, meinen Unterricht für morgen und das Abendessen für meine Familie vorzubereiten.	Ich fühle mich angespannt und ängstlich (60).	Ich bin unfähig, irgendetwas zu erreichen. Ich bin eine totale Versagerin.	Im Allgemeinen bin ich in der Lage, einen guten Unterricht vorzubereiten. Das ist nur die Angst. Wenn ich versuche, mich zu beruhigen, kann ich es schaffen.

Tab. 10-1: Beispiel für kognitive Umstrukturierung aus Veronicas Tagebuch.

Auf dieser Grundlage wird eine kognitive Verhaltensstrategie ausgearbeitet. Sie kann sowohl die Exposition als auch die kognitive Umstrukturierung umfassen. Die Exposition besteht nur aus Hausaufgaben. Gemeinsam mit dem Patienten wird eine Expositionsstrategie geplant, die auf der Liste der Situationen basiert, die im Tagebuch aufgeführt sind. Der Therapeut schreibt jeden Tag eine Aufgabe in das Tagebuch und folgt dabei einer abgestuften Expositionslogik (10, 11). Der Patient vergibt für jede Hausaufgabe eine Punktzahl von 0 bis 100. Beim nächsten Besuch bewertet der Therapeut die erledigten Hausaufgaben erneut und bespricht die nächsten Schritte und/oder Probleme bei der Einhaltung, die sich eventuell ergeben haben.

Die kognitive Umstrukturierung folgt dem Format von Beck et al. (7, 8) und basiert auf der Einführung einer Bewertung des Leidensdrucks (0–100), den Konzepten der automatischen negativen Gedanken und der Interpretation des Beobachters und stützt sich auf den Einsatz der Makroanalyse (wie in Kapitel 7 beschrieben). Die von Veronica in Kapitel 9 beschriebene Situation könnte beispielsweise wie in Tabelle 10.1 umformuliert werden.

Die Probleme, die Gegenstand der kognitiven Umstrukturierung sein können, hängen strikt von dem vom Patienten angebotenen Material ab. Sie können ängstliche Vorstellungen, Reizbarkeit, Schlafprobleme, die Wahrnehmung verminderter Energie und Konzentration, verbliebene Hoffnungslosigkeit, Wiedereinstiegsprobleme (vermindertes Funktionieren bei der Arbeit, Vermeidung und Prokrastination), Mangel an Durchsetzungsvermögen und Selbstfürsorge, Perfektionismus sowie unrealistische Selbsterwartungen umfassen. All diese Symptome können die Residualphase einer depressiven Erkrankung kennzeichnen (12). Das Monitoring von Entzugssymptomen, die möglicherweise fortbestehen, muss jedoch im Verlauf dieses zweiten Moduls fortgesetzt werden. Der Psychotherapeut sollte die Behandlung der ursprünglichen Symptome bei Auftreten neuer Symptome je nach den Prioritäten und Bedürfnissen des Patienten verbinden.

Die Struktur des zweiten Moduls ist in der → Übersicht zusammengefasst. Es kann sich über 6–10 Sitzungen erstrecken, vorzugsweise jede zweite Woche. Die erklärende Therapie wird je nach Bedarf fortgesetzt. Dieses zweite Modul kann vom Psychologen durchgeführt werden, doch sind einige Beurteilungen durch den behandelnden Psychiater unerlässlich. Der internistische Berater kann erneut hinzugezogen werden.

ZIELE DES ZWEITEN THERAPIEMODULS

1. Überprüfung des Allgemeinzustandes des Patienten
2. Überprüfung des Tagebuchs, insbesondere im Hinblick auf den Verlauf der Entzugssymptome und der affektiven Symptome
3. Identifizierung von subklinischem Disstress, Vermeidungsverhalten und Restsymptomen
4. Bereitstellung von Informationen, Beruhigung, Klärung und Wiederholung
5. Kognitive Umstrukturierung
6. Planen von Aktivitäten
7. Erledigung der Hausaufgaben
8. Vorschläge zur Lebensführung

Kognitive Verhaltenstherapie als erstes Modul

In einer kontrollierten Studie (13), an der Patienten teilnahmen, die an einer Panikstörung litten und mit Antidepressiva behandelt wurden, stellten die Autoren im Hinblick auf Rückfälle keinen signifikanten Unterschied fest zwischen Patienten, die die Medikamente absetzten, und solchen, die sie weiter einnahmen (13). Diese Ergebnisse stimmen mit dem überein, was wir in unserer offenen Studie zum Absetzen von SSRI bei remittierten Patienten mit Panikstörung und Agoraphobie, die mit verhaltenstherapeutischen Methoden behandelt wurden, beobachtet hatten (14): Bei der Nachbeobachtung nach einem Jahr waren zwar zahlreiche Entzugssymptome aufgetreten, aber nur in einem von 20 Fällen kam es zu einem Rückfall der Panik. Wenn mit CBT bei Angststörungen eine Remission erreicht wird, besteht eine starke Tendenz zu einer längeren Dauer der rückfallfreien Zeit (15). Das gilt insbesondere für die Auswirkungen der Hausaufgabenbehandlung bei phobischen Störungen (16, 17).

Trotz der Behandlung mit Antidepressiva können Patienten immer noch die diagnostischen Kriterien für Angststörungen und/oder Zwangsstörungen und/oder PTBS erfüllen (18), was in der klinischen Praxis häufig der Fall ist (16, 17). Es kann aber auch sein, dass die Patienten die spezifischen Kriterien nicht erfüllen, sondern eine subklinische Symptomatik aufweisen, was wichtige Auswirkungen hat. Beispielsweise können einige subtile Formen der Vermeidung mit erheblichen funktionellen Beeinträchtigungen und Invalidität verbunden sein (»Ich kann an diesen Ort gehen, aber nur wenn …«) (11). Auch hier ist ein klinimetrischer Ansatz unerlässlich (19). Nach dem psychometrischen Modell des DSM-5 (18) wird der Schweregrad durch die Anzahl der Symptome und nicht durch deren Intensität oder Qualität bestimmt. Auch bei einer Ratingskala hängt die Punktzahl von der Anzahl der als vorhanden bewerteten Symptome ab. Die Klinimetrik spiegelt die Praxis der klinischen Medizin wider, in der nicht alle Symptome gleich sind und das gleiche Gewicht haben sollten (19). Die wiederholte Anwendung der Makroanalyse bei jeder Bewertung im Verlauf der Behandlung unter Berücksichtigung der Längsschnittentwicklung und des therapeutischen Ansprechens kann dazu beitragen, eine abklingende Komorbidität von anhaltenden Störungen zu unterscheiden.

In meinem Behandlungshandbuch der Well-Being-Therapie (WBT) (20) habe ich detaillierte Protokolle für jede Sitzung der kognitiven Umstrukturierung und der Hausaufgabenexposition während der kognitiven Verhaltenstherapie erstellt, auf die WBT-Sitzungen folgen können, entsprechend der sequenziellen Integration zweier psychotherapeutischer Strategien.

Ein Ausblick

Ein CBT-Ansatz kann ein breites Spektrum an Reaktionen hervorrufen. Ähnlich wie eine medikamentöse Behandlung kann eine Psychotherapie im Allgemeinen in etwa der Hälfte der Fälle eine Verbesserung und in einer kleinen Untergruppe eine Verschlechterung bewirken. In den übrigen Fällen findet keine Veränderung statt (21). Der Grundgedanke des sequenziellen Ansatzes besteht darin, dass eine einzige Behandlung wahrscheinlich nicht ausreicht, um die komplexen Störungen zu behandeln, die in der klinischen Praxis auftreten können (19, 22). Die Studien, die ein sequenzielles Design verwendeten, zeigten deutlich, dass der durch eine erfolgreiche Pharmakotherapie erreichte Grad der Remission mit Hilfe einer anschließenden psychotherapeutischen Behandlung erhöht werden konnte (5, 22). Kliniker und Forscher in der klinischen Psychiatrie verwechseln häufig das Ansprechen auf eine Behandlung mit einer vollständigen Genesung (23). In der Tat gibt es immer mehr Hinweise darauf, dass eine vollständige Genesung nur durch Maßnahmen erreicht werden kann, die das Erreichen einer Euthymie erleichtern (23, 24). Per Bech und ich (25) haben einen Zustand der Euthymie definiert, der durch die in Abbildung 10-1 dargestellten Merkmale gekennzeichnet ist. Mit Jenny Guidi habe ich kürzlich Leitlinien für die klinische Bewertung der Euthymie entwickelt (23, 24). Sie umfassen ein strukturiertes Interview, das Clinical Interview for Euthymia (mit Items, die den Inhalt des positiven Affekts, die Polaritäten der Dimensionen des psychologischen Wohlbefindens und Informationen über Flexibilität, Konsistenz und Resilienz abdecken) sowie Selbstbewertungsskalen wie die Euthymia Scale (23–25).

Abwesenheit von affektiven Störungen
Komplette Remission früherer Stimmungsstörungen (falls überhaupt vorhanden); kurzzeitige Traurigkeit, Ängstlichkeit oder Reizbarkeit (falls überhaupt vorhanden)
Positive Affekte
Heiterkeit, Entspannung, vielseitiges Interesse, erholsamer Schlaf
Psychisches Wohlbefinden
Flexibilität, Beständigkeit, Resilienz und Angst- sowie Frustrationstoleranz

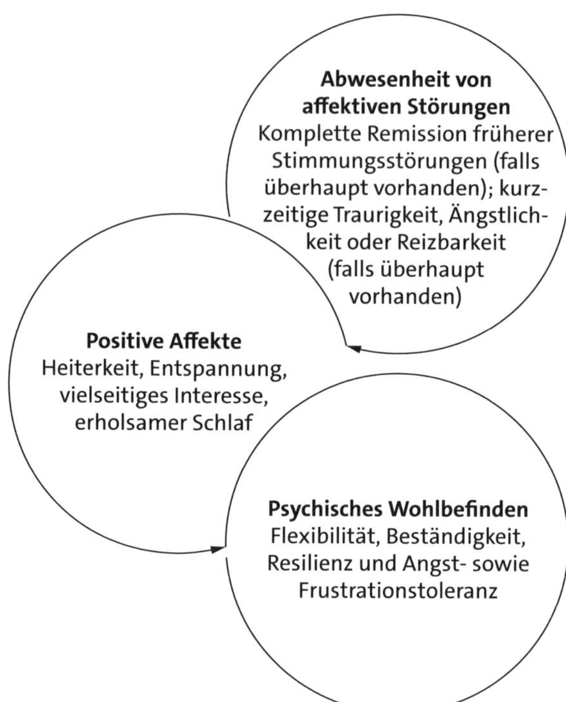

Abb. 10-1: Klinische Merkmale der Euthymie.

Infolgedessen kommt dem zweiten vollständigen Assessment nach Abschluss der CBT (ob nach dem ersten oder zweiten sequenziellen Modul) (Abbildung 8-1 und Abbildung 8-2) eine erhebliche Bedeutung zu, insbesondere wenn sie auf die Beurteilung der Euthymie ausgeweitet wird. Sie kann zu erheblichen Veränderungen in der Makroanalyse führen, die für die Einführung der dritten Komponente des psychotherapeutischen Moduls, der WBT, hilfreich ist (20).

Literatur

1. Scholten WD, Batelaan NM, van Oppen P, Smit JH, Hoogendoorn AW, van Megen HJGM, Cath DC, van Balkom AJLM (2018). The efficacy of a group-CBT-relapse prevention program for remitted anxiety disorder patients who discontinue antidepressant medication: a randomized controlled trial. Psychother Psychosom; 87: 240–242.
2. Fava GA, Belaise C (2018). Discontinuing antidepressants drugs. Lesson from a failed trial and extensive clinical experience. Psychother Psychosom; 87: 257–267.
3. Molenaar NM, Brouwer ME, Burger H, Kamperman AM, Bergink V, Hoogendijk WJG, Williams AD, Bockting CLH, Lambregtse-van der Berg MP (2020). Preventing cognitive therapy

with antidepressant discontinuation during pregnancy: results from a randomized controlled trial. J Clin Psychiatry; 81: 1913099.

4. Fava GA (1999). Sequential treatment: a new way of integrating pharmacotherapy and psychotherapy. Psychother Psychosom; 68: 227–229.
5. Guidi J, Tomba E, Fava GA (2016). The sequential integration of pharmacotherapy and psychotherapy in the treatment of major depressive disorder: a meta-analysis of the sequential model and a critical review of the literature. Am J Psychiatry; 173: 128–137.
6. Batelaan NM, Bosman RC, Muntingh A, Scholten WD, Huijbregts KM, van Balkom AJLM (2017). Risk of relapse after antidepressant discontinuation in anxiety disorders, obsessive-compulsive disorder, and post-traumatic stress disorder. BMJ; 358: j3927.
7. Beck AT, Rush AJ, Shaw BF, Emery G (1979). Cognitive Therapy of Depression. New York: Guilford.
8. Clark DA, Beck AT (2010). Cognitive Therapy of Anxiety Disorders. Science and Practice. New York: Guilford.
9. Wright JH, Brown GK, Thase ME, Ramirez-Baco M (2017). Learning Cognitive-behavior Therapy. Second edition. Arlington, VA: American Psychiatric Association Publishing.
10. Marks IM (1987). Fears, Phobias and Rituals. New York: Oxford University Press.
11. Fava GA, Grandi S, Canestrari R, Grasso P, Pesarin F (1991). Mechanisms of change of panic attacks with exposure treatment of agoraphobia. J Affect Disord; 22: 65–71.
12. Guidi J, Tomba E, Cosci F, Park SK, Fava GA (2017). The role of staging in planning psychotherapeutic interventions in depression. J Clin Psychiatry; 78:456–463.
13. Schmidt NB, Wollaway-Bickel K, Trakowski JH, Santiago HT, Vasey M (2002). Antidepressant discontinuation in the context of cognitive behavioral treatment for panic disorder. Behav Res Ther; 40: 67–73.
14. Fava GA, Bernardi M, Tomba E, Rafanelli C (2007). Effects of gradual discontinuation of selective serotonin reuptake inhibitors in panic disorder with agoraphobia. Int J Neuropsychopharmacol; 10: 835–838.
15. von Brachel R, Hirschfeld G, Berner A, Willutzki U, Teismann T, Cwik JC, Velten I, Schulte D, Margraf J (2019). Long-term effectiveness of cognitive behavioral therapy in routine outpatient care: a 5- to 20-year follow-up. Psychother Psychosom; 88: 225–235.
16. Fava GA, Rafanelli C, Grandi S, Conti S, Ruini C, Mangelli L, Belluardo P (2001). Long-term outcome of panic disorder with agoraphobia treated by exposure. Psychol Med; 31: 891–898.
17. Fava, GA, Grandi S, Rafanelli C, Ruini C, Conti S, Belluardo P (2001). Long term outcome of social phobia treated by exposure. Psychol Med; 31: 899–905.
18. American Psychiatric Association (2013). Diagnostic and Statistical Manual of Mental Disorders: Fifth Edition. DSM-5. Washington, DC: American Psychiatric Association Press.
19. Fava GA, Rafanelli C, Tomba E (2012). The clinical process in psychiatry: a clinimetric approach. J Clin Psychiatry; 73: 177–184.
20. Fava GA (2016). Well Being Therapy: Treatment Manual and Clinical Applications. Basel: Karger. Deutsch: Well-Being Therapy (WBT). Eine Kurzzeittherapie zur psychischen Stabilisierung. Stuttgart: Schattauer 2018.
21. Lambert MJ (2017). Maximizing psychotherapy outcome beyond evidence-based medicine. Psychother Psychosom; 86: 80–89.
22. Guidi J, Fava GA (2020). Sequential combination of pharmacotherapy and psychotherapy in major depressive disorder: a systematic review and meta-analysis. JAMA Psychiatry; e203650.
23. Fava GA, Guidi J (2020). The pursuit of euthymia. World Psychiatry; 19: 40–50.
24. Guidi J, Fava GA (2020). The emerging role of euthymia in psychotherapy research and practice. Clin Psychol Rev; 82: 101941.
25. Fava GA, Bech P (2016). The concept of euthymia. Psychother Psychosom; 85: 1–5.

11 Drittes psychotherapeutisches Modul: Well-Being-Therapie

EINLEITUNG

Dritter psychotherapeutischer Baustein: die Well-Being-Therapie (WBT), eine psychotherapeutische Kurzzeitstrategie, bei der die Selbstbeobachtung des psychischen Wohlbefindens mit Hilfe eines strukturierten Tagebuchs, die kognitive Umstrukturierung störender Gedanken und/oder Verhaltensweisen durch kognitiv-behaviorale Techniken und Hausaufgaben (z. B. das Verfolgen optimaler Erfahrungen) im Vordergrund stehen. WBT kann eine wichtige Rolle dabei spielen, einer psychischen Vulnerabilität entgegenzuwirken, die sich aus dem Absetzen von Antidepressiva ergeben kann.

Als ich Carol zum ersten Mal sah, war sie eine 34-jährige Anwältin mit Panikattacken und agoraphobischer Vermeidungshaltung, die sie so gut wie möglich zu verbergen versuchte. Ihre Panikattacken traten trotz der Einnahme von Sertralin (100 mg/Tag) mit einer Häufigkeit von einigen wenigen Manifestationen pro Monat auf. Sie behauptete, das Medikament habe zwar geholfen, aber nicht in einem zufriedenstellenden Maße. Sie nehme Sertralin seit fünf Jahren (anfangs 50 mg/Tag). Ich hielt es für besser, die zweite Option der sequenziellen Behandlung (Abbildung 8-2) anzuwenden, mit CBT als erstem therapeutischen Modul, und jede pharmakologische Veränderung auf die Zeit nach Abschluss der CBT aufzuschieben. Ihre Agoraphobie war subtil, wie es oft der Fall ist (1, 2): Sie konnte jeden Tag in ihr Büro und zum Gericht gehen, verzichtete aber darauf, etwas anderes zu tun. Sie war Single und lebte allein, was ihr nicht gefiel, womit sie aber zu leben gelernt hatte. Carol reagierte sehr gut auf eine verhaltenstherapeutische Intervention, die ich auf der Grundlage von Hausaufgaben-Exposition durchführte (1, 2). Angst und Vermeidungsverhalten nahmen deutlich ab. Allerdings schien sie sich in einer Art Schwebezustand zu befinden, wie er in der folgenden Beschreibung der »antidepressiven Persönlichkeit« eines Klinikers aus dem Jahr 1975 so treffend beschrieben wird: »Nicht ängstlich, aber nicht entspannt; nicht arbeitsunfähig, aber nicht fähig, gut zu arbeiten; nicht von Kindern gequält, aber nicht fähig, sie zu genießen; bereit, sich lieben zu lassen, aber nicht aktiv zu lieben; weder angespannt noch entspannt, weder krank noch gesund, eher deprimierend als depressiv ...« (3, S. 349). Als ich meine Absicht äußerte, mit der Reduzierung und dem Absetzen von Sertralin zu beginnen, wies sie meinen Vorschlag zunächst zurück. »Ich bin ein schwacher Mensch«, sagte sie, »ich brauche das Serotonin des Medikaments; ohne Sertralin wäre ich deprimiert und hoffnungslos«. Ich dachte an die spektakulären Leistungen der Propaganda, die einer meiner Lehrer, Bish Lipowski, vor mehr als drei Jahrzehnten bereits vorausgesehen hatte:

> Eine weitere Modeerscheinung ist es, den Patienten zu sagen, dass sie an einem chemischen Ungleichgewicht im Gehirn leiden. Die Erklärungskraft dieser Aussage ist in etwa die gleiche, wenn man dem Patienten sagt: »Sie sind lebendig«. Sie bringt die Unterscheidung zwischen Ätiologie und Korrelation sowie Ursache und Mechanismus durcheinander, eine in diesem Bereich weit verbreitete Verwechslung. Sie vermittelt dem Patienten den irreführenden Eindruck, dass sein Ungleichgewicht die Ursache seiner Krankheit ist, dass es mit rein chemischen Mitteln behoben werden muss, dass Psychotherapie nutzlos ist und dass persönliche Anstrengungen und Verantwortung keine Rolle bei der Genesung spielen. (4, S. 252)

Ich versuchte ihr zu erklären, dass es sehr unwahrscheinlich ist, dass Sertralin nach fünf Jahren wirksamer ist als ein Placebo, aber mir war klar, dass ich mit meiner Botschaft gegen den Strom der pharmazeutischen Propaganda schwimmen würde. Wenn die positive Wirkung von Sertralin zweifelhaft sei, fügte ich hinzu, sei eher die nachteilige wahrscheinlich: ein Gefühl der Betäubung und/oder der emotionalen Abstumpfung und/oder der verminderten affektiven Reaktionsfähigkeit. Die ursprüngliche Beobachtung der »antidepressiven Persönlichkeit« (3) wurde inzwischen durch mehrere Forschungsergebnisse untermauert (5).

Diese Möglichkeit motivierte die Anwältin: »Pharmafirmen neigen dazu, Nebenwirkungen zu vertuschen, und es ist klar, dass man nie davon erfährt. Heißt das, dass es mir besser gehen könnte?« Wir einigten uns darauf, das Sertralin zu reduzieren und abzusetzen. Wir hatten Glück, denn Carol entwickelte keine Entzugserscheinungen. Aber es gab noch etwas, woran wir arbeiten mussten, und ich hatte das Gefühl, dass die Well-Being Therapy (WBT) (6) dringend erforderlich war.

Veränderung des Behandlungsziels: Well-Being-Therapie

Im Jahr 1958 veröffentlichte Marie Jahoda ein außergewöhnliches Buch über positive psychische Gesundheit (7). Sie bestritt, dass »das Konzept der psychischen Gesundheit sinnvoll definiert werden kann, indem man es mit dem Fehlen einer Krankheit gleichsetzt. Es scheint daher fruchtbarer zu sein, den Begriff der psychischen Gesundheit in seiner positiveren Konnotation zu betrachten, festzuhalten ist, dass die Abwesenheit von Krankheit zwar ein notwendiges, aber kein hinreichendes Kriterium für psychische Gesundheit darstellt.« (7, S. 14 f.) Sie skizzierte Kriterien für positive psychische Gesundheit: Autonomie (Verhaltensregulierung von innen heraus); Beherrschung der

Umwelt; zufriedenstellende Interaktionen mit anderen Menschen und dem Umfeld; individueller Stil und Grad des Wachstums, der Entwicklung oder der Selbstverwirklichung des Einzelnen; die Einstellung des Einzelnen zu seinem eigenen Selbst (Selbstwahrnehmung/Akzeptanz). Das Buch zeigte auf, wie die Forschung zur psychischen Gesundheit dramatisch auf der Seite der psychologischen Dysfunktionen stand. Es hat lange gedauert (vier Jahrzehnte), bis dieses Ungleichgewicht durch die Entwicklung spezifischer psychotherapeutischer Strategien wie WBT (8) korrigiert wurde. Die WBT unterscheidet sich von anderen psychotherapeutischen Ansätzen, einschließlich positiver Interventionen, durch die folgenden Merkmale:

- Beobachtung des psychischen Wohlbefindens in einem Tagebuch. Der Hauptunterschied besteht darin, dass die Patienten ermutigt werden, Episoden des Wohlbefindens in einem strukturierten Tagebuch zu identifizieren und sie in einen situativen Kontext zu stellen. Eine solche Suche beinhaltet auch optimale Erfahrungen (6, 8), die durch die Wahrnehmung hoher Umweltanforderungen und Umweltbewältigung, tiefe Konzentration, Involviertheit, Vergnügen, Kontrolle über die Situation, klares Feedback über den Verlauf der Aktivität und intrinsische Motivation (9) gekennzeichnet sind. Alle anderen psychotherapeutischen Ansätze konzentrieren sich stattdessen auf den Disstress.
- Identifizierung einer verminderten Toleranz des Wohlbefindens durch die Suche nach automatischen Gedanken. Sobald die Störungen des Wohlbefindens richtig erkannt sind, wird der Patient aufgefordert, Gedanken und Überzeugungen zu identifizieren, die zu einer solchen vorzeitigen Unterbrechung des Wohlbefindens führen (automatische Gedanken), wie es in der kognitiven Therapie geschieht (10). Der Auslöser für die Selbstbeobachtung ist jedoch ein anderer, da er auf dem Wohlbefinden und nicht auf der Notlage beruht.
- Verhaltensexposition. Der Therapeut kann auch Aktivitäten verstärken und fördern, die voraussichtlich zu Wohlbefinden und optimalen Erfahrungen führen (z. B. indem er die Aufgabe stellt, jeden Tag eine bestimmte Zeit lang bestimmte angenehme Aktivitäten zu unternehmen). Die Bewältigung der Herausforderung, die optimale Erfahrungen mit sich bringen können, wird hervorgehoben, da durch diese Herausforderung Wachstum und Weiterentwicklung des Selbst ermöglicht werden.
- Kognitive Umstrukturierung anhand spezifischer Modelle des psychologischen Wohlbefindens. Die Beobachtung des Verlaufs von Wohlbefindens-Episoden ermöglicht es dem Therapeuten, spezifische Beeinträchtigungen oder Überschreitungen in den Wohlbefindensdimensionen von Jahoda (7) zu erkennen, wie sie von Ryff (11) kategorisiert wurden. Das Individuum wird so in die Lage versetzt, Momente des Wohlbefindens leicht zu erkennen, sich der Unterbrechungen des Wohlbefindens (störende Gedanken und/oder Verhaltensweisen) bewusst zu werden, kognitive Verhaltenstechniken einzusetzen, um diese Unterbrechungen anzugehen und optimale Erfahrungen zu machen.
- Individualisierter und ausgewogener Fokus. Die Patienten werden nicht einfach dazu ermutigt, in allen Dimensionen ein möglichst hohes Maß an psychischem

Wohlbefinden anzustreben, wie dies bei den meisten positiven Interventionen der Fall ist, sondern ein ausgewogenes Funktionieren zu erreichen, das unter dem Begriff »Euthymie« zusammengefasst wird (Abb. 10-1). Der Zustand der Euthymie kann je nach Persönlichkeitsmerkmalen, sozialen Rollen, kulturellem und sozialem Kontext von Mensch zu Mensch unterschiedlich sein (12, 13).

WBT ist somit eine psychotherapeutische Kurzzeitstrategie, die die Selbstbeobachtung des psychischen Wohlbefindens mit Hilfe eines strukturierten Tagebuchs, die kognitive Umstrukturierung störender Gedanken und/oder Verhaltensweisen durch kognitive Verhaltenstechniken und Hausaufgaben (z. B. das Verfolgen optimaler Erfahrungen) in den Vordergrund stellt (6). WBT wurde in einer Reihe von randomisierten kontrollierten Studien validiert. Sie wurde hauptsächlich in sequenzieller Kombination nach CBT eingesetzt. Bei Depressionen (14–17), zyklothymen Störungen (18) und Depressions- und Demoralisierungsepisoden nach akuten koronaren Ereignissen (19) erwies sie sich als überlegen gegenüber Kontrollbedingungen. Eine Demontagestudie bei generalisierter Angststörung (20), bei der die Patienten nach dem Zufallsprinzip entweder acht Sitzungen CBT oder die sequenzielle Durchführung von CBT, gefolgt von weiteren vier Sitzungen WBT, erhielten, deutet darauf hin, dass durch die Ergänzung der CBT mit WBT ein höherer Grad der Gesundung erzielt werden kann.

Es ist jedoch anzumerken, dass die hier beschriebene sequenzielle Kombination von CBT und WBT (mit dem Zusatz einer erklärenden Therapie) nicht speziell in einer *lege artis* konzipierten und durchgeführten randomisierten kontrollierten Studie in der spezifischen Situation des Absetzens von Antidepressiva getestet wurde, sondern nur im Rahmen des sequenziellen Modells, das auf rezidivierende Depressionen angewandt wird (12, 13).

Die WBT führt eine Veränderung in der Selbstbeobachtung ein. Die Patienten werden gebeten, in einem Tagebuch die Empfindung ihrer Wohlfühlepisoden auf einer Skala von 0 bis 100 zu erfassen, wobei 0 das Fehlen von Wohlbefinden und 100 das intensivste Wohlbefinden bedeutet, das erlebt werden konnte. Eine solche Suche umfasst auch optimale Erfahrungen. Die Durchsicht des Tagebuchs ermöglicht die Identifizierung von beeinträchtigten oder exzessiven Dimensionen des Wohlbefindens gemäß dem konzeptionellen Rahmen von Jahoda (7) unter Verwendung der Kategorisierung der Dimensionen von Ryff (11), wie in Tabelle 11-1 dargestellt.

Die Merkmale des Wohlbefindens sind nämlich an sich weder positiv noch negativ (6). Die Verwendung des Wohlbefindens-Tagebuchs in Verbindung mit kognitiver Umstrukturierung und Expositionshausaufgaben kann aber den Patienten eine andere Perspektive bieten.

Viele Patienten sind, wie im Fall von Carol zu Beginn dieses Kapitels, davon überzeugt, dass sie es ohne Antidepressiva nicht schaffen, weil sie schwach und verletzlich sind. Negative kognitive Schemata, die sich auf die Beherrschung der Umwelt (»Ich kann ohne Antidepressiva nicht funktionieren«) und den Sinn des Lebens (»Es gibt kein Leben nach Antidepressiva«) beziehen, können entstehen, sie können aber durch WBT auch korrigiert werden. Die Dimension des persönlichen Wachstums kann sehr

Beeinträchtigtes Niveau	**Ausgeglichenes Niveau**	**Übermäßiges Niveau**
Umweltbeherrschung		
Die Person hat Schwierigkeiten, Situationen des täglichen Lebens zu bewältigen; sie fühlt sich nicht in der Lage, die Situation zu verbessern; sie ist sich ihrer Möglichkeiten nicht bewusst.	Die Person verfügt über ein Gefühl der Kompetenz im Umgang mit der Umwelt; sie nutzt die Möglichkeiten der Umgebung gut aus; sie ist in der Lage, das auszuwählen, was ihren persönlichen Bedürfnissen am besten entspricht.	Die Person ist ständig auf der Suche nach schwierigen Situationen, die es zu bewältigen gilt; sie ist nicht in der Lage, positive Emotionen und Freizeit zu genießen; sie ist zu sehr mit Arbeit oder Familie beschäftigt.
Persönliches Wachstum		
Die Person hat das Gefühl, festzustecken; es fehlt ihr die Vorstellung, dass sich im Laufe der Zeit etwas verbessert; sie fühlt sich gelangweilt und desinteressiert am Leben.	Die Person hat einen Sinn für kontinuierliche Entwicklung; sie sieht sich selbst als wachsend und besser werdend; sie ist offen für neue Erfahrungen.	Die Person ist nicht in der Lage, vergangene negative Erfahrungen zu verarbeiten; sie pflegt Illusionen, die mit der Realität kollidieren; sie hat unrealistische Standards und Ziele.
Lebensziel		
Der Person fehlt ein Sinn im Leben; sie hat nur wenige Ziele oder Absichten und es fehlt ihr an Orientierung.	Die Person hat Ziele im Leben und fühlt, dass ihr gegenwärtiges und vergangenes Leben einen Sinn hat.	Die Person hat unrealistische Erwartungen und Hoffnungen; sie ist ständig unzufrieden mit ihrer Leistung und kann Misserfolge nicht erkennen.
Autonomie		
Die Person beschäftigt sich zu sehr mit den Erwartungen und Bewertungen anderer; sie verlässt sich auf das Urteil anderer, um wichtige Entscheidungen zu treffen.	Die Person ist unabhängig und in der Lage, sozialem Druck zu widerstehen; sie ist in der Lage, ihr Verhalten und sich selbst durch persönliche Normen zu regulieren.	Die Person ist nicht in der Lage, mit anderen Menschen auszukommen, in einem Team zu arbeiten, von anderen zu lernen; sie ist nicht in der Lage, bei Bedarf um Rat oder Hilfe zu bitten.
Selbstakzeptanz		
Die Person ist unzufrieden mit sich selbst und/oder enttäuscht von dem, was im vergangenen Leben geschehen ist; sie wünscht sich, anders zu sein.	Die Person akzeptiert ihre guten und schlechten Eigenschaften und empfindet ihr früheres Leben als positiv.	Die Person hat Schwierigkeiten, ihre eigenen Fehler zuzugeben; sie schreibt alle Probleme den Fehlern anderer zu.

Beeinträchtigtes Niveau	Ausgeglichenes Niveau	Übermäßiges Niveau
Positive Beziehungen zu anderen		
Die Person hat nur sehr wenige enge, vertrauensvolle Beziehungen zu anderen; es fällt ihr schwer, offen zu sein.	Die Person hat vertrauensvolle Beziehungen zu anderen; sie ist um das Wohlergehen anderer besorgt; sie versteht das Geben und Nehmen in menschlichen Beziehungen.	Die Person opfert ihre Bedürfnisse und ihr Wohlbefinden für die anderer; geringes Selbstwertgefühl und das Gefühl der Wertlosigkeit führen zu einer übermäßigen Bereitschaft, zu vergeben.

Tab. 11-1: Der bipolare Charakter der Dimensionen des psychischen Wohlbefindens.

wichtig werden, wenn es darum geht, der Person positive Veränderungen bewusst zu machen. Das gilt sowohl im Hinblick auf die Verringerung der Entzugssymptomatik im Laufe der Zeit (»Der ›elektrische Hirnschock‹ tritt zwar immer noch auf, ist jetzt aber seltener als früher, und auch andere Symptome sind zurückgegangen«) als auch im Hinblick auf die Wiedererfahrung und -entdeckung positiver Emotionen, die durch die Antidepressiva abgestumpft oder betäubt wurden (3, 5). »Ich habe das Gefühl, dass ich jetzt lebendiger bin«, sagte Carol, »sowohl in Bezug auf die guten als auch die schlechten Dinge in meinem Leben«. Tabelle 11-2 ist dem Tagebuch von Veronica entnommen, der Lehrerin, auf die ich in den Kapiteln 9 und 10 eingegangen bin.

Situation	Wohlbefinden (Intensität 0–100)	Unterbrechung durch Gedanken oder Handlungen	Beobachterperspektive
In der Klasse gelang mir der angemessene Umgang mit einem Schüler, der sehr störte.	Ich fühle mich sehr gut und stolz (70)	Es ist lediglich eine einzelne Episode. Das bedeutet überhaupt nichts.	Es handelt sich nicht um eine einzelne Episode. Ich habe mich mehr und mehr unter Kontrolle, auch wenn ich keine Antidepressiva mehr nehme.

Tab. 11-2: Beispiel eines Wohlbefindens-Tagebuch.

Weitere Ungleichgewichte in anderen Dimensionen des psychischen Wohlbefindens können auftreten. Es kann sein, dass der Patient alle seine Probleme auf die Medikamente zurückführt und nicht zugeben will, dass es auch vorher Probleme gab (übermäßige Selbstakzeptanz), dass seine Autonomie beeinträchtigt ist (»Ich bin immer von irgendjemandem oder irgendetwas abhängig; ich kann nichts allein tun«) und dass er sein Potenzial in Bezug auf Beziehungen zu anderen unterschätzt (»Niemand kann mich ausstehen, und ohne Antidepressiva bin ich unerträglich«).

Die Struktur und die Ziele des dritten Moduls sind in der folgenden Übersicht beschrieben. Wie schon beim zweiten Modul muss die psychologische Arbeit mit einer psychiatrischen und medizinischen Nachsorge verbunden werden.

ZIELE DES DRITTEN THERAPIEMODULS

1. Überprüfung des allgemeinen Zustands des Patienten und der möglichen Entwicklung einer anhaltenden Entzugsstörung
2. Einführung des veränderten Fokus der Psychotherapie (Wohlbefinden anstelle von Disstress)
3. Erteilung von Hausaufgaben (Wohlbefindens-Tagebuch): Selbstbeobachtung von Wohlbefindenszuständen, Gedanken und/oder Verhaltensweisen, die zu einer vorzeitigen Unterbrechung führen, mit Einführung der Beobachterspalte (kognitive Umstrukturierung)
4. Einführung des Konzepts der optimalen Erfahrungen und ihrer Verfolgung
5. Sensibilisierung des Patienten für Verbesserungen der Entzugssymptomatik
6. Planung von Aktivitäten
7. Hausaufgaben aufgeben
8. Vorschläge zur Lebensführung

Die Bedeutung von Nachuntersuchungen

Nach Abschluss der therapeutischen Module sind Nachuntersuchungen von entscheidender Bedeutung. Die Ergebnisse können sehr unterschiedlich ausfallen. Es gibt Patienten wie Carol, die keinerlei Entzugssymptomatik hatte, überhaupt kein Clonazepam benötigte und einen beachtlichen Übergang zur Euthymie erlebte. Die psychotherapeutische Erfahrung förderte wichtige Veränderungen in Carols Leben: Sie erkannte, dass die Firma, in der sie arbeitete, ihr keine berufliche Weiterentwicklung ermöglichte, und wechselte in eine anspruchsvollere, aber lohnende Position (in fachlicher Hinsicht; finanziell änderte sich bedauerlicherweise für sie sehr wenig). Sie begann nach vielen Jahren eine Beziehung mit einem Mann. Veronica hingegen litt unter einer hartnäckigen, schmerzhaften und frustrierenden Entzugserscheinung (Protraktion des Entzugssyndroms), die jedoch nach einem Jahr abklang. Emma kündigte ihren Job und zog in ein anderes Land, um an einem angesehenen Habilitationsprogramm zu einem Thema teilzunehmen, das sie schon immer interessiert hatte, erlebte aber nach drei Jahren immer noch stromschlagähnliche zerebrale Sensationen und Genitalschmerzen, wenn auch in geringerer Intensität und Häufigkeit. Es gibt Patienten, die nicht in der Lage sind, Antidepressiva abzusetzen, und aufgeben, oder solche, die sie absetzen, aber wieder damit anfangen wollen (wie eine Patientin, die 20 Jahre lang mit Paroxetin behandelt wurde und es absetzen konnte, aber wieder damit anfangen wollte, ohne die Ergebnisse zu würdigen, die sie zuvor erzielt hatte und die meine Intervention und die Begegnung mit mir verfluchte). Schließlich gibt es Patienten, die nach dem Absetzen von Antidepressiva (und dies gilt insbesondere für Angststörungen) einen Rückfall erleiden, obwohl alle pharmakologischen und psychotherapeutischen Maßnahmen akzeptiert worden waren. Sie schaffen es einfach nicht, ohne Antidepressiva auszukommen.

Randomisierte kontrollierte Studien, in denen mit langfristiger Nachbeobachtung verschiedene Strategien miteinander verglichen werden, könnten wichtige Daten über den Nutzen, die Wahrscheinlichkeit des Ansprechens und die Nachteile der verschiedenen Ansätze liefern. Wir brauchen neurobiologische Untersuchungen, die Aufschluss darüber geben, warum bestimmte Patienten bei gleicher Behandlung und gleicher Dauer Entzugssyndrome entwickeln und andere nicht. Dies sollte sowohl auf präklinischer (21) als auch auf klinischer Ebene geschehen. Von hoher Priorität sind auch Längsschnittstudien, in denen das Auftreten, die klinischen Merkmale und die neurobiologischen Korrelate anhaltender Störungen nach dem Entzug untersucht werden. Solche Studien könnten die Beziehungen zwischen Entzugssyndromen und anderen Manifestationen der Verhaltenstoxizität (z. B. Refraktärität, Verlust klinischer Wirkungen) klären, und sie könnten unterscheiden, ob eine bestimmte Behandlung die Symptome verschlimmert hat oder einfach unwirksam war und sich das klinische Bild unabhängig von der Behandlung verschlechtert hätte.

Die WBT steht im Einklang mit dem Konzept, dass Genesung eine Einbahnstraße ist, wie ich im vierten Kapitel dargelegt habe. Man sollte nicht daran denken, zu einem Zustand vor der Behandlung zurückzukehren. Wohlbefinden und Widerstandsfähigkeit können gefördert werden, was zu einer positiven Selbsteinschätzung, einem Gefühl des kontinuierlichen Wachstums und der Entwicklung führt. Die Überzeugung, dass das Leben zielgerichtet und sinnvoll ist, erfüllende Beziehungen zu anderen, die Fähigkeit, das eigene Leben effektiv zu gestalten, und das Gefühl der Selbstbestimmung können auf dieser Einbahnstraße entstehen.

Bei Stimmungs- und Angststörungen wurde nach WBT eine geringere Vulnerabilität für Depressionen und Angstzustände nachgewiesen (14–20), und dies mag in Zukunft eine geringere Wahrscheinlichkeit mit sich bringen, Antidepressiva zu einzusetzen. Auch diese Hypothese sollte in randomisierten kontrollierten Studien geprüft werden. Nach dem oppositionellen Toleranzmodell besteht bei Patienten, die eine Verhaltenstoxizität, wie z. B. Entzugssymptome, entwickeln ein höheres Risiko, einen depressiven Rückfall zu erleiden (→ Kap. 4), sodass hier eine engmaschige Nachuntersuchung (alle 6 oder 12 Monate) erforderlich ist.

Literatur

1. Marks IM (1987). Fears, Phobias and Rituals. New York: Oxford University Press.
2. Fava GA, Grandi S, Canestrari R, Grasso P, Pesarin F (1991). Mechanisms of change of panic attacks with exposure treatment of agoraphobia. Journal of Affective Disorders; 22: 65–71.
3. Mayer DY (1975). Psychotropic drugs and the ›antidepressed‹ personality. Br J Med Psychol; 48: 349–357.
4. Lipowski ZJ (1989). Psychiatry: mindless or brainless, both or neither? Can J Psychiatry; 35: 249–254.
5. Goodwin GM, Price J, De Bodinat C, Laredo J (2017). Emotional blunting with antidepressant treatments. J Affect Disord; 221: 31–35.
6. Fava GA (2016). Well-Being Therapy: treatment manual and clinical applications. Basel: Karger.
7. Jahoda M (1958). Current Concepts of Positive Mental Health. New York: Basic Books.
8. Fava GA, Rafanelli C, Cazzaro M, Conti S, Grandi S (1998). Well-Being Therapy: a novel psychotherapeutic approach for residual symptoms of affective disorders. Psychol Med; 28: 475–480.
9. Csikszentmihalyi M, Csikszentmihalyi I (1988). Optimal Experience. Psychological studies of flow in consciousness. New York, NY: Cambridge University Press.
10. Wright JH, Brown GK, Thase ME, Ramirez-Baco M (2017). Learning cognitive-behavior therapy. Second edition. Arlington, VA: American Psychiatric Association Publishing.
11. Ryff CD (2014). Psychological well-being revisited. Psychother Psychosom; 83: 10–28.
12. Guidi J, Fava GA (2020). The emerging role of euthymia in psychotherapy research and practice. Clin Psychol Rev; 82: 101941.
13. Fava GA, Guidi J (2020). The pursuit of euthymia. World Psychiatry; 19: 40–50.
14. Fava GA, Rafanelli C, Grandi S, Conti S, Belluardo P (1998). Prevention of recurrent depression with cognitive behavioral therapy: preliminary findings. Arch Gen Psychiatry; 55: 816–820.
15. Fava GA, Ruini C, Rafanelli C, Finos L, Conti S, Grandi S (2004). Six-year outcome of cognitive behavior therapy for prevention of recurrent depression. Am J Psychiatry; 161: 1872–1876.
16. Stangier U, Hilling C, Heidenreich T, Risch AK, Barocka A, Schlösser R, Kronfeld K, Ruckes C, Berger H, Röschke J, Weck F, Volk S, Hambrecht M, Serfling R, Erkwoh R, Stirn A, Sobanski T, Hautzinger M (2013). Maintenance cognitive-behavioral therapy and manualized psychoeducation in the treatment of recurrent depression: a multicenter prospective randomized controlled study. Am J Psychiatry; 170: 624–632.
17. Kennard BD, Emslie GJ, Mayes TL, Nakonezny PA, Jones JM, Foxwell AA, King J (2014). Sequential treatment with fluoxetine and relapse-prevention CBT to improve outcomes in pediatric depression. Am J Psychiatry; 171: 1083–1090.
18. Fava GA, Rafanelli C, Tomba E, Guidi J, Grandi S (2011). The sequential combination of cognitive behavioral treatment and Well-Being Therapy in cyclothymic disorder. Psychother Psychosom; 80: 136–143.
19. Rafanelli C, Gostoli S, Buzzichelli S, Guidi J, Sirri L, Gallo P, Marzola E, Bergerone S, De Ferrari GM, Roncuzzi R, Di Pasquale G, Abbate Daga G, Fava GA (2020). Sequential combination of cognitive-behavioral treatment and Well-Being Therapy in depressed patients with acute coronary syndromes. A randomized controlled trial (TREATED-ACS Study). Psychother Psychosom; 89: 345–356.
20. Fava GA, Ruini C, Rafanelli C, Finos L, Salmaso L, Mangelli L, Sirigatti S (2005). Well-Being Therapy of generalized anxiety disorder. Psychother Psychosom; 74: 26–30.

21. Zabegalov KN, Kolesnikova TO, Khatsko SL, Volgin AD, Yakovlev OA, Amstislavskaya TG, Alekseeva PA, Meshalkina DA, Friend AJ, Bao W, Demin KA, Gainetdinov RR, Kalueff AV (2018). Understanding antidepressant discontinuation syndrome (ADS) through preclinical experimental models. Eur J Pharmacol; 829: 129–140.

12 Prävention von Abhängigkeit und Entzug mit antidepressiven Medikamenten

EINLEITUNG

Die Prävention von Abhängigkeit und Entzug mit Antidepressiva hängt im Wesentlichen von ihrem rationalen Einsatz ab. Antidepressiva sind lebensrettende Medikamente, aber wir müssen ihre Anwendung auf die schwersten und hartnäckigsten Fälle von Depressionen beschränken, ihren Einsatz auf die kürzestmögliche Zeit begrenzen und ihren Einsatz bei Angststörungen reduzieren, es sei denn, es liegt eine schwere depressive Störung vor oder andere Behandlungen waren unwirksam. Die Bedeutung eines psychotherapeutischen Ansatzes für die Behandlung von Symptomen mit anhaltenden Auswirkungen wird hervorgehoben.

Die Verschreibung von Antidepressiva hat seit der Einführung von SSRI und SNRI Jahr für Jahr drastisch zugenommen. So wurde beispielsweise berechnet, dass mehr als 10 % der Erwachsenen in England heute Antidepressiva gegen Depressionen, Angstzustände oder Stress einnehmen, mit einer durchschnittlichen Behandlungsdauer von mehr als zwei Jahren (1). Es wird erwartet, dass dieser Prozentsatz nach der COVID-19-Pandemie noch weiter ansteigen wird, auch wenn dies noch überprüft werden muss. In den vorangegangenen Kapiteln habe ich versucht, auf der Grundlage der verfügbaren Literatur und meiner klinischen Erfahrung zusammenzufassen, was getan werden kann, um Menschen zu helfen, die Antidepressiva absetzen wollen oder müssen bzw. denen dies vorgeschlagen wird. Die Abhängigkeit von Antidepressiva und die Unfähigkeit, sie abzusetzen, sind ein gewaltiger allgemeiner, aber vertuschter gesundheitlicher Missstand, der von den nationalen Gesundheitsdiensten und Forschungseinrichtungen in der ganzen Welt nicht angemessen berücksichtigt wird. Es müssen neue Dienstleistungsmodalitäten geschaffen werden (→ Kap. 6). Die klinischen Phänomene im Zusammenhang mit dem Auslaufen und Absetzen von Antidepressiva sollten für die medizinische Forschung und den Bereich der psychischen Gesundheit zu einer der wichtigsten Prioritäten werden.

Die Probleme und Schwierigkeiten, auf die Patienten beim Absetzen von Antidepressiva stoßen, und das zunehmende Bewusstsein für deren langfristige Komplikationen konfrontieren uns mit der Notwendigkeit, das Entstehen einer Abhängigkeit mit den daraus resultierenden Problemen der Entzugssymptomatik zu verhindern. Die Präventionsbemühungen umfassen Strategien zur Verringerung der Erstverschreibung von Antidepressiva, der klinischen Entscheidungen, die eine iatrogene Kaskade auslösen können, und der langfristigen Einnahme dieser Medikamente.

Reduzierung der Erstverschreibungen

Bernard J. Carroll warnte schon vor fast vier Jahrzehnten vor dem unangemessenen Gebrauch von Antidepressiva: »Wir vermuten stark, dass viele Patienten, die einfach nur unglücklich oder dysphorisch sind, diese Medikamente erhalten, mit vorhersehbaren Folgen in Form von Morbidität durch Nebenwirkungen, Mortalität durch Überdosierung, wirtschaftlicher Verschwendung und irrationalem, unproduktivem klinischen Management.« (2, S. 169) Immer mehr Untersuchungen belegen den unangemessenen Einsatz von Antidepressiva bei Patienten, die lediglich eine Reihe von belastenden Umständen durchleben oder einige geringfügige Symptome aufweisen, die die Schwelle der diagnostischen Kriterien nicht erreichen (1). Wir scheinen vergessen zu haben, dass die Hauptindikation für den Einsatz von Antidepressiva die Behandlung einer schweren depressiven Störung ist, bei der sie lebensrettende Medikamente sein können. Ihre Gesamtwirksamkeit wurde durch die selektive Berichterstattung über positive Studien aufgebläht (3). Es ist unwahrscheinlich, dass Antidepressiva bei leichten oder geringfügigen Depressionen besser wirken als Placebos (4, 5). Selbst wenn ein gewisser Schweregrad festgestellt wurde, kann die klinische Schwelle, die durch die diagnostischen Kriterien vorgegeben ist, durch das Vorhandensein von Angststörungen herabgesetzt werden. Bei einer ängstlichen Depression ist die Wahrscheinlichkeit, dass sie auf antidepressive Medikamente anspricht, geringer als bei einer nicht ängstlichen Depression (6). Wenn ein Patient an einer schweren Depression leidet, besteht kaum ein Zweifel daran, dass eine Pharmakotherapie erhebliche Vorteile bringen kann, auch wenn natürlich das Ansprechen von Patient zu Patient unterschiedlich ist. Bei leichten oder mittelschweren Symptomen kann der Nutzen jedoch minimal oder gar nicht vorhanden sein (4, 5). Insbesondere in der Primärversorgung und in allgemeinen Krankenhäusern bessert sich ein erheblicher Anteil der Patienten, auch derjenigen, die anfänglich die Diagnosekriterien für eine schwere depressive Episode erfüllen, ohne Behandlung nach einigen Wochen oder bei der Entlassung aus dem Krankenhaus (1, 7). Sofern es sich nicht um eine schwere Depression mit Selbstmordgedanken handelt, besteht eine vernünftige Strategie darin, die Verschreibung eines Antidepressivums zu verschieben und den Patienten nach einigen Wochen erneut zu untersuchen (8).

Kendrick (1) schlug vor, dass antidepressive Medikamente bei der Erstkonsultation möglichst vermieden werden, sofern die Depression nicht den Schweregrad der diagnostischen Kriterien erreicht. Er argumentiert, dass Medikamente nur dann gerechtfertigt sind, wenn die unterschwelligen Symptome nicht auf eine psychosoziale Intervention ansprechen oder wenn der Patient aufgrund früherer Episoden und ihrer Prodromalsymptomatik Gefahr läuft, eine schwerere Depression zu entwickeln, oder an wiederkehrenden Stimmungsstörungen leidet. Würde man die Verschreibung von Antidepressiva auf diese Ausnahmen und eindeutigen Fälle von schweren oder anhaltenden depressiven Störungen beschränken, könnte man sicherlich einen begrüßenswerten Rückgang ihres Einsatzes beobachten.

Ein weiterer Bereich, in dem antidepressive Medikamente sparsam eingesetzt werden sollten, sind Angststörungen. In den letzten zehn Jahren wurde ein allmählicher Wechsel der Verschreibungsmuster von Benzodiazepinen (BZ) zu Antidepressiva der zweiten Generation bei Angststörungen, Zwangsstörungen und PTBS beobachtet (10). In einer systematischen Übersichtsarbeit (11) wurden keine konsistenten Belege für den Vorteil von Antidepressiva gegenüber BZ bei der Behandlung von Angststörungen gefunden. In der Tat traten während der Behandlung mit BZ weniger Abbrüche und unerwünschte Ereignisse auf als bei der mit Antidepressiva (11). Bei Panikstörungen mit und ohne Agoraphobie war zur Verringerung der Zahl der Panikattacken eine BZ-Behandlung wirksamer als eine solche mit Antidepressiva (11). Vergleicht man SSRI und BZ bei Panikstörungen hinsichtlich der Nebenwirkungen, wie dies in einer kürzlich durchgeführten systematischen Übersichtsarbeit (12) geschehen ist, fällt der Vergleich eindeutig zugunsten von BZ aus.

Für diese Verschiebung gab es kommerzielle Gründe. Benzodiazepine waren aufgrund ihrer weit verbreiteten Anwendung und ihrer geringen Kosten ein großes Hindernis für die Einführung der neuen Antidepressiva bei Angststörungen. So wurde ein Handelskrieg ausgelöst: Das Abhängigkeitspotenzial der BZ wurde übertrieben und ihre Verschreibung trotz des klinischen Werts dieser Medikamentenklasse auf jede erdenkliche Weise behindert (13). Den Ärzten wurde auf diese Weise beigebracht, dass BZ schädlich sind und zur Abhängigkeit führen können, wohingegen Antidepressiva keine derartigen Auswirkungen hätten. Nach ihrer Einführung traten im Laufe der Zeit jedoch bei den meisten neueren Antidepressiva ausgeprägtere Probleme auf (→ Kap. 2 und 3). Es scheint, dass es bei beiden Medikamentenarten trotz langsamen Absetzens zu Entzugserscheinungen und Post-Entzugssyndromen kommen kann. Obwohl der Verlust der klinischen Wirkung und paradoxe Reaktionen auch bei einer Langzeitbehandlung mit BZ auftreten können, ist es unwahrscheinlich, dass weitere Anfälligkeiten, die bei Antidepressiva beschrieben wurden (Resistenz, Wechsel zu Manie oder Hypomanie, Refraktärität), bei BZ auftreten (14). Wenn eine schwere depressive Episode mit einer Angststörung verbunden ist, kann der Einsatz von Antidepressiva gerechtfertigt sein. In allen anderen Fällen sollte eine Behandlung mit Antidepressiva sorgfältig abgewogen werden und auf Fälle beschränkt bleiben, in denen psychotherapeutische Strategien nicht zur Verfügung stehen, nicht wirksam sind oder in denen BZ keine ausreichende Linderung gebracht haben. Es sollte auch berücksichtigt werden, dass BZ bei ängstlichen und leichten Depressionen wirksam waren (15). Die verschiedenen BZ-Typen unterscheiden sich möglicherweise in ihrem Nebenwirkungsprofil: Angst-Rebound, Entzugssyndrome und Abhängigkeit scheinen bei Wirkstoffen mit kurzer bis mittlerer Eliminationshalbwertszeit stärker ausgeprägt zu sein als bei solchen mit langer Halbwertszeit (13). Es gibt große klinische Unterschiede zwischen BZ, die auf Eigenschaften wie relative Lipidlöslichkeit, Bindungsaffinität und Halbwertszeit beruhen (13). Medikamente wie Alprazolam und Triazolam, die eine sehr hohe Lipidlöslichkeit aufweisen, werden mit einem höheren Abhängigkeitsrisiko, kognitiven Beeinträchtigungen und anterograden amnestischen Wirkungen in Verbindung gebracht (13, 16). Umgekehrt scheinen BZ mit geringer Affinität zum BZ-Rezeptor und geringer Lipidlöslichkeit, wie Clonazepam, mit einer geringeren Abhängigkeitsentwicklung und einem geringeren amnestischen Potenzial verbunden zu sein (13, 16). Diese Eigenschaften unterscheiden sich deutlich von der konventionellen Beta-Halbwertszeit (der Geschwindigkeit des Rückgangs im Blut aufgrund von Eliminierung oder Konjugation) (17).

Unabhängig von der Art des Medikaments kann die pharmakologische Therapie jedoch nicht die erste Wahl bei der Behandlung von Angststörungen, Zwangsstörungen und PTBS sein, da psychotherapeutische Ansätze, insbesondere die kognitive Verhaltenstherapie (18), sehr wirksam sind und eine nachhaltige Wirkung haben, wie ich in Kapitel 10 erläutert habe. Der Einsatz von Antidepressiva anstelle von BZ kann in der Tat langfristig zu katastrophalen Ergebnissen bei Angststörungen führen, insbesondere bei Kindern und Jugendlichen. Denken wir nur an eine Form der Verhaltenstoxizität (Verhaltensaktivierung und Übergang in eine bipolare Störung), die bei Kindern deutlich häufiger auftritt als bei Erwachsenen, wenn Antidepressiva gegen Angstzustände eingesetzt werden (19), und die wahrscheinlich nur die Spitze des Eisbergs von Phänomenen im Zusammenhang mit dem gegensätzlichen Toleranzmodell darstellt (→ Kap. 3 und 4). Man sollte sich auch Gedanken über junge Patienten machen, die mit der Einnahme von Antidepressiva gegen Angststörungen beginnen und diese Behandlung auf unbestimmte Zeit fortsetzen, ohne sich einer Psychotherapie zu unterziehen. Welche langfristigen Folgen werden ihre Störungen haben? Wird sich eine Toleranz entwickeln und zu einer Verschlechterung und Refraktärität führen?

Schließlich gibt es immer mehr Hinweise darauf, dass bei bipolaren Störungen der Einsatz von Antidepressiva vermieden oder eingeschränkt werden sollte (8). Leider scheint die Diagnostik dieser Stimmungsstörungen in der Primärversorgung schwierig zu sein, da sie eine Befragung durch Experten erfordert.

Einbeziehung der iatrogenen Perspektive in klinische Entscheidungen

Wenn es um die Anwendung des medizinischen Wissens auf den einzelnen Patienten geht, müssen klinische Entscheidungen im Hinblick auf den potenziellen Nutzen der Behandlung, die Wahrscheinlichkeit des Ansprechens auf die therapeutische Option und die Anfälligkeit für unerwünschte Wirkungen getroffen werden (8, 20). Wenn jedoch der Aspekt der Anfälligkeit für unerwünschte Wirkungen minimiert oder sogar geleugnet wird, gerät das daraus resultierende Gleichgewicht ins Wanken. Wir könnten dann glauben, dass sich ein Versuch mit antidepressiven Medikamenten immer lohnt: Was haben wir zu verlieren? Wie ich in Kapitel 2 dargelegt habe, wurden die Entzugsreaktionen in Absetzsyndrome umbenannt, als ob sie sich von dem unterscheiden würden, was über andere Psychopharmaka wie BZ bekannt war. Sowohl den Ärzten als auch den Patienten wurde beigebracht, dass das Problem nur bei einem abrupten Absetzen von Antidepressiva auftreten konnte und dass das Auftreten von Symptomen als Anzeichen für einen Rückfall zu werten sei, der eine sofortige erneute Verabreichung der Medikamente erfordere (21). Die Expansion der evidenzbasierten Medizin (EBM) mit ihrer Betonung des Nutzens und ihrer Abhängigkeit vom Einfluss der Pharmaindustrie durch manipulierte Meta-Analysen bot eine ideale Grundlage, die Bedeutung iatrogener Effekte zu minimieren (22). Infolgedessen wird der verschreibende Arzt durch die Leitlinien zu einer Überbewertung des potenziellen Nutzens, einer geringeren Beachtung der Wahrscheinlichkeit des Ansprechens sowie einer Unterschätzung der potenziellen Anfälligkeit für unerwünschte Wirkungen der Behandlung veranlasst (22). Dies gilt sowohl für Antidepressiva als auch für andere Medikamente, wie z. B. Entzündungshemmer und Statine (23).

Wie wichtig die iatrogene Perspektive für eine korrekte Abwägung ist, zeigt sich an den klinischen Situationen, die unter dem Begriff der therapieresistenten Depression zusammengefasst werden. Die Definition der Therapieresistenz bei Depressionen basiert im Allgemeinen auf dem Nichtansprechen auf einen Versuch mit Antidepressiva oder, in einer strengeren Spezifikation, auf einem unzureichenden Ansprechen auf mindestens zwei Verläufe einer angemessenen Behandlung (24). Eine angemessene medikamentöse Behandlung ist im Allgemeinen definiert als die Einnahme von Antidepressiva in einer Dosierung, die in Doppelblindstudien über eine Mindestdauer von sechs Wochen kontinuierlich verabreicht wurde und dem Placebo deutlich überlegen ist (24). Die derzeitigen Konzepte der Therapieresistenz fokussieren jedoch die Merkmale des Patienten (ob neurobiologische Eigenschaften, Symptome oder psychiatrische Komorbidität) als Ursache für die mangelnde Wirksamkeit von Antidepressiva und lassen die potenziellen iatrogenen Auswirkungen der Behandlung außer Acht (25). Das ist so, als ob im Bereich der Infektionskrankheiten die Therapieresistenz unabhängig von der vorherigen Anwendung von Antibiotika konzeptualisiert werden würde.

Das unzureichend definierte Konzept der Therapieresistenz beruht somit auf der ungeprüften Annahme, dass die Behandlung von Anfang an richtig war und dass das Ausbleiben einer Reaktion auf die Merkmale des Patienten zurückgeführt wäre. Das, was jenseits der Grenzen der Responsivität liegt, als Resistenz zu bezeichnen ist fragwürdig. So sprechen beispielsweise ängstliche Depressionen im Vergleich zu nichtängstlichen Depressionen seltener auf antidepressive Medikamente an (6). In einer Stichprobe, die durch Angst und Depressionen leichten Grades gekennzeichnet ist, können wir das dem Bereich der Resistenz zuschreiben, was einfach das Ergebnis einer Behandlung mit begrenzter Wirksamkeit ist. Ähnliche Überlegungen können auch für die begrenzte Wirksamkeit neuer Antidepressiva gelten (26). Bei Therapieresistenz sind daher ein Wechsel und eine Augmentation der Behandlung erforderlich, auch wenn diese Verfahren nicht langfristig wirksam sind (27, 28). In der Tat können solche pharmakologischen Manipulationen eine »Kaskaden-Iatrogenese« auslösen, statt den Prozess der Behandlungsauswahl infrage zu stellen (25).

Resistenz gegen eine erneute Verabreichung, der Verlust klinischer Wirkungen, paradoxe Reaktionen, Entzugs- und Post-Entzugssyndrome bilden oft ein Cluster und haben möglicherweise einen gemeinsamen Mechanismus, der unter dem Begriff »oppositionelles Toleranzmodell« zusammengefasst wird (→Kap. 4). Sehr selten werden diese Phänomene im klinischen Prozess berücksichtigt. Wir haben bereits gesehen, dass das Behandlungsergebnis das kumulative Resultat der Interaktion mehrerer Klassen von Variablen ist, die therapeutisch oder kontratherapeutisch sein können (Abb. 5-1). Bei bestimmten Patienten kann ihre interaktive Kombination zu einer klinischen Verbesserung führen, während sie in anderen Fällen keine Wirkung zeigt und in einer dritten Gruppe zu einer Verschlechterung des Zustands führen kann. Wenn Behandlungen versagt haben, ist die Suche nach kontratherapeutischen Wirkungsmechanismen ein wichtiges, aber vernachlässigtes Thema.

Das Krankheitsverhalten in seinen kognitiven erfahrungs- und verhaltensbezogenen Aspekten ist eine weitere wichtige Quelle für unterschiedliche Therapieergebnisse (29). In der psychiatrischen Praxis kann man beispielsweise beobachten, dass bestimmte Patiententypen die Wirkung von Medikamenten zu bekämpfen scheinen, sei es aufgrund psychologischer Reaktanz (eine motivierende Kraft, die den Einzelnen dazu bringt, einen Kontrollverlust zu befürchten), des Gleichgewichts zwischen internalen und externalen Überzeugungen zur Gesundheitskontrolle oder ihres Krankheitsverhaltens allgemein (25, 30). Solche klinischen Phänomene lassen sich im Kontext von Persönlichkeitsstörungen leicht feststellen (31). Sie treten jedoch nicht bei jedem Patienten mit bestimmten Persönlichkeitsmerkmalen gleichermaßen auf, da sie von der Interaktion zwischen Patient und Arzt abhängen. Andere Quellen für kontratherapeutische Elemente sind dysfunktionale kognitive Schemata: Prospektive Studien haben gezeigt, dass stärker negativ geprägte kognitive Schemata mit einem schlechteren klinischen Verlauf und einer schwereren Symptomatik einhergehen (32). Umgekehrt kann das Vorhandensein brachliegender Bereiche des psychischen Wohlbefindens einen günstigeren klinischen Verlauf vorhersagen (32). Die Merkmale des Krankheitsverhaltens bei depressiven Patienten (33) und ihre Reaktion in Gestalt positiver und negativer Schemata auf die Behandlung sind sehr unterschiedlich (32). Sowohl das Krankheitsverhalten als auch dysfunktionale kognitive Schemata können einer pharmakologischen Behandlung entgegenwirken (34), wie die folgende retrospektive Betrachtung eines Patienten veranschaulicht.

FALLBEISPIEL

»Als ich das erste Mal zu Ihnen kam, hatte ich eine endlose Anzahl von Spezialisten konsultiert, die mich als hoffnungslosen Fall von Therapieresistenz bezeichneten. Ich hatte das Gefühl, dass niemand den Schmerz, den ich in mir trug, wirklich verstand und mich einfach mit irgendwelchen Medikamenten abwies. Am Ende redete ich mir ein, dass ich ein hoffnungsloser Fall sei, aber ein innerer Zorn hielt mich davon ab, zu reagieren und nach Hilfe zu suchen. Heute weiß ich, dass meine damalige Einstellung jede Behandlung zunichtemachen konnte.«

Iatrogene Faktoren werden bei der Betrachtung behandlungsresistenter Depressionen im Allgemeinen vernachlässigt, und eine solche Unterlassung kann nur dazu führen, dass in einer tragischen Kaskade immer mehr Medikamente eingesetzt werden.

Verkürzung der Behandlungsdauer

Studien, die sich auf routinemäßig verfügbare Daten stützen, haben ergeben, dass der Hauptgrund für den in den letzten Jahren so stark gestiegenen Einsatz von Antidepressiva in der Verlängerung der Behandlungsdauer liegt (1). Das Fehlen einer angemessenen Anleitung für Hausärzte hinsichtlich der Behandlungsdauer, die fehlende Überprüfung des Therapiebedarfs und der Zeitmangel in Bezug auf Nachsorgetermine bei Fachärzten sind drei häufige Gründe (1), die zu den Schwierigkeiten und den unzureichenden Anweisungen hinzukommen, mit denen die Patienten konfrontiert sind, wenn sie versuchen, Antidepressiva auf eigene Faust abzusetzen (→Kap. 2). In der Tat wurde festgestellt, dass die Erfolgsquote beim Absetzen von Antidepressiva in der Primärversorgung unter Anleitung weniger als 10 % beträgt (35).

Die Zeit, die erforderlich ist, um sich von einer depressiven Episode zu erholen, ist von Person zu Person sehr unterschiedlich. Bei den meisten Patienten scheint eine mindestens sechsmonatige medikamentöse Behandlung erforderlich zu sein, um eine zufriedenstellende Remission zu erreichen (36). Diese Zeitspanne kann auf drei Monate verkürzt werden, wenn eine sequenzielle Kombination von Pharmakotherapie und Psychotherapie eingesetzt wird (37, 38). Wie ich bereits in den vorangegangenen Kapiteln erläutert habe, handelt es sich beim sequenziellen Design um einen intensiven zweistufigen Ansatz, bei dem eine Behandlungsform – Psychotherapie – eingesetzt wird, um Symptome zu verbessern, die durch eine andere Behandlungsform – Pharmakotherapie – nicht beeinflusst werden konnten. Mit diesem Ansatz wird versucht, psychotherapeutische Strategien in einer Weise einzusetzen, die am ehesten zu einer durchgreifenden Besserung führt. Dabei wird auf die Restsymptomatik fokussiert und ein spezifischer und substanzieller Beitrag zum Wohlbefinden des Patienten geleistet (37, 38).

Es gibt zwei wesentliche Modelle für die sequenzielle Behandlung: Bei dem einen wird die Pharmakotherapie fortgesetzt, bei dem anderen wird sie schrittweise reduziert und abgesetzt. Da es keine signifikanten Unterschiede zwischen den beiden Ansätzen hinsichtlich der Rückfallquote gibt (37, 38), kann man zu dem Schluss kommen, dass die Erhaltungstherapie mit Medikamenten für viele (aber nicht alle) Patienten ein überflüssiger therapeutischer Bestandteil ist. Außerdem geht aus der Literatur hervor, dass auf diese Weise das Absetzen von Antidepressiva, anders als in der Primärversorgung (35), möglich zu sein scheint (37, 38) und die Erfolgsquote bei 95 % der Patienten liegen kann. Der sequenzielle Ansatz, den ich in den Kapiteln 8–11 skizziert habe, stützt sich auf diese Erkenntnisse.

Die verfügbare Literatur ist jedoch in vielerlei Hinsicht mit Vorsicht zu interpretieren. Erstens spiegeln die Daten nur eine allgemeine Tendenz wider, und es gibt viele Patienten, die ohne antidepressive Medikamente einfach nicht zurechtkommen (35). Zweitens stützten sich mehrere dieser Studien auf Patienten, die auf die Erstbehandlung angesprochen hatten, was zur Unterschätzung der Tatsache führte, dass Patienten mit hohem Risiko die Behandlung vorzeitig abgebrochen haben könnten. Drittens dienten die Untersuchungen, die ein sequenzielles Design verwendeten, der Rückfallprävention (39) und befassten sich nicht speziell mit Patientenpopulationen, die die Medikation absetzen wollten. Ein Hindernis bei der Umsetzung in die Praxis von Ergebnissen randomisierter kontrollierter Studien, die das sequenzielle Modell verwendeten, ist schließlich die Tatsache, dass es nicht einfach in der automatischen Abfolge von Pharmakotherapie und Psychotherapie besteht, sondern eine Reihe von klinischen Expertenmerkmalen erfordert (40), die in Tabelle 12-1 aufgeführt sind und möglicherweise nicht ohne weiteres verfügbar sind.

Die meisten dieser Merkmale habe ich bereits in den vorangegangenen Kapiteln beschrieben. Eines davon, der individuelle Fokus, ist es wert, hier näher erläutert zu werden. Die therapeutischen Ziele sind nicht im Voraus festgelegt, sondern hängen von der Reaktion der Patienten auf die erste Behandlung ab, z. B. von der Restsymptomatik (41), der Berufsunfähigkeit (42), dem sozialen Funktionieren (43) und dem Lebensstil (44). Die Strategien, ob psychotherapeutisch oder pharmakologisch, können nur auf der Grundlage des Ziels und nicht als vordefinierte Option gewählt werden.

Da sich in einer prospektiven naturalistischen 12-Jahres-Follow-up-Studie herausstellte, dass eine unvollständige Erholung von der ersten depressiven Episode im Leben einen chronischen Krankheitsverlauf vorhersagt (45), scheint der sequenzielle Ansatz besonders dann angezeigt zu sein, wenn eine Major Depression bei einem Patienten erstmals auftritt.

Über fehlende Erziehung und die Notwendigkeit einer Gegenkultur

Wir haben gesehen, dass, wenn wir versuchen, den potenziellen Nutzen von Antidepressiva gegen die Wahrscheinlichkeit ihres Ansprechens und ihrer Nebenwirkungen abzuwägen, ihr rationaler Einsatz darin besteht, die Anwendung nur auf die schwersten und hartnäckigsten Fälle von Depression auszurichten, ihren Einsatz auf die kürzestmögliche Zeit zu beschränken und ihn bei Angststörungen zu reduzieren. Das gilt nicht, wenn eine schwere depressive Störung vorliegt oder andere Behandlungen unwirksam waren (8). Die Bedeutung eines psychotherapeutischen Ansatzes für die Behandlung von Restsymptomen mit anhaltenden Auswirkungen habe ich ebenfalls hervorgehoben. Diese Hinweise stehen jedoch im Widerspruch zu der Art von Informationen, die ein Arzt oder anderes medizinisches Personal wahrscheinlich erhält (46).

Wir haben auch gesehen, dass der Umgang mit dem Absetzen von Antidepressiva und die Verhinderung einer Abhängigkeit durch die Reduzierung und Verkürzung der Einnahme von Antidepressiva einen psychiatrischen Ansatz erfordern, der sich von den üblichen Trends und Tendenzen des Mainstreams abhebt. Dies verlangt nach einer Revolution in unserer Art zu denken, zu beurteilen und zu behandeln, wenn es um Stimmungs- und Angststörungen geht.

Literatur

1. Kendrick T (2021). Strategies to reduce use of antidepressants. Br J Clin Pharmacol; 87: 23–33.
2. Carroll BJ (1983). Neurobiologic dimensions of depression and mania. In: Angst J (ed). The Origins of Depression: Current Concepts and Approaches. Berlin: Springer; 163–186.
3. Turner EH, Matthews AM, Linardatos E, Tell RA, Rosenthal R (2008). Selective publication of antidepressants trails and its influence on apparent efficacy. N Engl J Med; 358: 252–260.
4. Paykel ES, Hollyman JA, Freeling P, Sedgwick P (1988). Predictors of therapeutic benefit from amitriptyline in mild depression. J Affect Disord; 14: 83–95.
5. Braillon A, Lexchin J, Noble JH, Menkes D, M'Sahli L, Fierlbeck K, Blumsohn A, Naudet F (2019). Challenging the promotion of antidepressants for non severe depression. Acta Psychiatr Scand; 139: 294–295.
6. Fava M, Rush J, Alpert JE, Balasubramani GK, Wisniewski SR, Carmin CN, Biggs MM, Zisook S, Leuchter A, Howland R, Warden D, Trivedi MH (2008). Difference in treatment outcome in outpatients with anxious versus nonanxious depression. Am J Psychiatry; 165: 342–351.
7. Fava GA, Sonino N (1996). Depression associated with medical illness. CNS Drugs; 5: 175–189.
8. Fava GA (2014). Rational use of antidepressant drugs. Psychother Psychosom; 83: 197–204.
9. Rutherford B, Roose SP (2013). A model of placebo response in antidepressant clinical trials. Am J Psychiatry; 170: 723–733.
10. Baldwin DS, Allgulander C, Bandelow B, Ferre F, Pallanti S (2012). An international survey of reported prescribing practice in the treatment of patients with generalised anxiety disorder. World J Biol Psychiatry; 13: 510–516.
11. Offidani E, Guidi J, Tomba E, Fava GA (2013). Efficacy and tolerability of benzodiazepines versus antidepressants in anxiety disorders. Psychother Psychosom; 82: 355–362.
12. Quagliato LA, Cosci F, Shader RI, Silbermann EK, Starcevic V, Balon R, Dubovsky SL, Salzman C, Krystal JH, Weintraub SJ, Freire RC, Nardi AE (2019). Selective serotonin reuptake inhibitors and benzodiazepines in panic disorder. J Psychopharmacol; 33: 1340–1351.
13. Chouinard G (2004). Issues in the clinical use of benzodiazepines: potency, withdrawal and rebound. J Clin Psychiatry; 65 (suppl 5): 7–12.

14. Cosci F, Chouinard G (2020). Acute and persistent withdrawal syndromes following discontinuation of psychotropic medications. Psychother Psychosom; 89: 283–306.
15. Benasi G, Guidi J, Offidani E, Balon R, Rickels K, Fava GA (2018). Benzodiazepines as a monotherapy in depressive disorder. Psychother Psychosom; 87: 65–74.
16. Cloos JM, Bocquest V, Rolland-Portal I, Koch P, Chouinard G (2015). Hypnotics and triazolobenzodiazepines – best predictors of high-dose benzodiazepine use. Psychother Psychosom; 84: 273–283.
17. Teboul E, Chouinard G (1990). A guide to benzodiazepine selection. Part I: pharmacological aspects. Can J Psychiatry; 35: 700–710.
18. Clark DA, Beck AT (2010). Cognitive Therapy of Anxiety Disorders. New York: Guilford.
19. Offidani E, Fava GA, Tomba E, Baldessarini RJ (2013). Excessive mood elevation and behavioral activation with antidepressant treatment of juvenile depressive and anxiety disorders. Psychother Psychosom; 82: 132–141.
20. Richardson WS, Doster LM (2014). Comorbidity and multimorbidity need to be placed in the context of a framework of risk, responsiveness, and vulnerability. J Clin Epidemiol; 67: 244–246.
21. Fava GA, Belaise C (2018). Discontinuing antidepressants drugs. Lesson from a failed trial and extensive clinical experience. Psychother Psychosom; 87: 257–267.
22. Fava GA (2017). Evidence-based medicine was bound to fail. J Clin Epidemiol; 84: 3–7.
23. Abramson J (2005). Overdosed America. New York: Harper-Collins Publishers.
24. Fava M (2003). Diagnosis and definition of treatment-resistant depression. Biol Psychiatry; 53: 649–659.
25. Fava GA, Cosci F, Guidi J, Rafanelli C: The deceptive manifestations of treatment resistance in depression. Psychother Psychosom 2020; 89:265–273.
26. Dubovsky SL (2018). What is new about new antidepressants? Psychother Psychosom; 87: 129–139.
27. Dold M, Bartova L, Rupprecht R, Kasper S (2017). Dose escalation of antidepressants in unipolar depression: a meta-analysis of double-blind, randomized controlled trials. Psychother Psychosom; 86: 283–291.
28. Bschor T, Kern H, Henssler J, Baethge C (2018). Switching the antidepressant after nonresponse in adults with major depression: a systematic literature search and meta-analysis. J Clin Psychiatry; 79: 16r10749.
29. Cosci F, Fava GA (2016). The clinical inadequacy of the DSM-5 classification of somatic symptoms and related disorders: an alternative trans-diagnostic model. CNS Spectrums; 21: 310–317.
30. de las Cuevas, de Leon J (2017). Reviving research on medication attitudes for improving pharmacotherapy. Psychother Psychosom; 86: 73–79.
31. Di Mascio A (1968). Personality and variability of response to psychotropic drugs: relationship to »paradoxical« effects. In: Rickels K (ed). Nonspecific Factors in Drug Therapy. Springfield, IL: Charles C. Thomas; 40–49.
32. Guidi J, Fava GA (2020). The emerging role of euthymia in psychotherapy research and practice. Clin Psychol Rev; 82: 101941.
33. Guidi J, Fava GA, Picardi A, Porcelli P, Bellomo, Grandi S, Grassi L, Pasquini P, Quartesan R, Rafanelli C, Rigatelli M, Sonino N (2011). Subtyping depression in the medically ill by cluster analysis. J Affect Disord; 132: 383–388.
34. Fava GA, Guidi J, Rafanelli C, Rickels K (2017). The clinical inadequacy of the placebo model and the development of an alternative conceptual framework. Psychother Psychosom; 86: 332–340.
35. Maund E, Stuart B, Moore M, Dowrick C, Geraghty AWA, Dawson S, Kendrick T (2019). Managing antdepressant discontinuation. Ann Fam Med; 17: 52–60.

36. Keller MB, Lavori PW, Mueller TI, Endicott J, Coryell W, Hirschfeld RMA, Shea T (1992). Time to recovery, chronicity, and levels of psychopathology in major depression. Arch Gen Psychiatry; 49: 809–816.
37. Guidi J, Tomba E, Fava GA (2016). The sequential integration of pharmacotherapy and psychotherapy in the treatment of major depressive disorder: a meta-analysis of the sequential model and a critical review of the literature. Am J Psychiatry; 173: 128–137.
38. Guidi J, Fava GA (2020). Sequential combination of pharmacotherapy and psychotherapy in major depressive disorder: A systematic review and meta-analysis. JAMA Psychiatry; e203650.
39. Cosci F, Mansueto G, Fava GA (2020). Relapse prevention in recurrent major depressive disorder. Int J Psychiatry Clin Pract; 24: 341–348.
40. Fava GA, Tomba E (2010). New modalities of assessment and treatment planning in depression. The sequential approach. CNS Drugs; 24: 453–465.
41. Menza M, Marin H, Sokol Opper R (2003). Residual symptoms in depression: can treatment be symptom-specific? J Clin Psychiatr; 64: 516–523.
42. Bilsker D, Wiseman S, Gilbert M (2006). Managing depression-related occupational disability. Can J Psychiatry; 51: 76–83.
43. Kennedy N, Foy K, Sherazi R, McDonough M, McKean P (2007). Long-term social functioning after depression treated by psychiatrists. Bipolar Disord; 9: 25–37.
44. Chuang HT, Mansell C, Patten SB (2008). Lifestyle characteristics of psychiatric outpatients. Can J Psychiatry; 53: 260–266.
45. Judd LJ, Paulus MJ, Schettler PJ, Akiskal HS, Endicott J, Leon AC, Maser JD, Mueller T, Solomon DA, Keller MB (2000). Does incomplete recovery from first lifetime major depressive episode herald a chronic course of illness? Am J Psychiatry; 157: 1501–1504.
46. Fava GA (2016). The hidden costs of financial conflicts of interest in medicine. Psychother Psychosom; 85: 65–70.

13 Eine andere Psychiatrie ist möglich

EINLEITUNG

Der Begriff der psychiatrischen Krankheit wird dem veränderten Spektrum der Gesundheit und dem komplexen Zusammenspiel von biologischen und psychosozialen Faktoren nicht gerecht. Der pharmazeutische Reduktionismus führt zu Über- oder Fehlbehandlungen und bietet keine Lösungen für die Komplexität klinischer Situationen, wie z. B. die Probleme im Zusammenhang mit dem Absetzen von Antidepressiva. Ein anderer psychiatrischer Ansatz wird skizziert.

Ein Teil der Herausforderung und gleichzeitig der Faszination des Arztberufs liegt in der Anwendung der wissenschaftlichen Methode auf die Behandlung einzelner Patienten (1). Ein weiterer Wissenszuwachs würde den Patienten erhebliche Vorteile bringen und dem Arzt ein Gefühl der kontinuierlichen Weiterentwicklung vermitteln. Wahrscheinlich betrachtet kein anderer Berufsstand die Literatur mit dem gleichen Interesse und den gleichen Erwartungen wie ein Kliniker. Ein Forscher, der nicht in der klinischen Versorgung tätig ist, befasst sich in erster Linie mit seinem spezifischen Gebiet, das tendenziell immer enger wird. Nicht so ein Kliniker: Er oder sie muss sich mit den sehr heterogenen und komplexen Bereichen klinischer Begegnungen auseinandersetzen. Dieser Weg scheint jedoch immer schwieriger zu werden, unabhängig von der Fachrichtung des Arztes (2). Die Tatsache, dass Kliniker beim Durchblättern einer Zeitschriftenausgabe möglicherweise gar keinen Artikel mehr finden, der für ihre Praxis relevant ist, stellt ein ernstes Problem dar, das eine Quelle der Frustration ist. »Werden wir alt und haben nicht mehr genug Zeit und Geduld, um mit der Literatur Schritt zu halten?«, »Ist die Forschung zu kompliziert geworden?« (2). Dies sind Fragen bzw. Erklärungen, die Kliniker finden könnten, um ihre fortschreitende Abkehr von der Forschung zu rechtfertigen. Manchmal werden solche Fragen von einem Gefühl der persönlichen Stagnation und Ermüdung begleitet, was die klinischen Aufgaben in Gesundheitssystemen, die immer mehr vom Zerfall menschlicher Beziehungen geprägt sind, umso weniger erträglich macht (2).

Dieses Gefühl zieht sich durch alle Bereiche der Medizin, ist aber in der Psychiatrie besonders ausgeprägt. In den letzten zwei Jahrzehnten haben mich immer mehr Psychiater aus dem ganzen Land wegen persönlicher Probleme, wie depressive Stimmung, Burn-out und Schlaflosigkeit, um Rat gebeten. Ein regelmäßig wiederkehrendes Thema war die Verflüchtigung des Glaubens, dass klinische Probleme in der Psychiatrie durch den Fortschritt in den Neurowissenschaften, insbesondere in der Psychopharmakologie, gelöst werden könnten. Die von den Neurowissenschaften versprochenen Behandlungsperspektiven und Erkenntnisse haben haben sich jedoch nicht in der Praxis niedergeschlagen. In der Tat scheint der Beruf immer schwieriger und anspruchsvoller zu werden. Ist dies auf die anspruchsvolleren Umweltbedingungen zurückzuführen oder auf etwas anderes? Wieder einmal hatte Alvan Feinstein (3) eine solche Krise vorausgesehen und sie auf den Niedergang der klinischen Medizin als Quelle grundlegender wissenschaftlicher Herausforderungen zurückgeführt, wie er nach dem Zweiten Weltkrieg stattfand:

> Die vorklinischen Wissenschaften lösten sich von ihren klinischen Ursprüngen und wurden in »grundlegende biomedizinische Wissenschaften« umgewandelt, deren Ziele oft nicht mehr auf Krankheitsmechanismen ausgerichtet waren, deren Forscher oft keine klinische Ausbildung oder Verantwortung hatten und deren Ergebnisse oft keine offensichtliche Beziehung zu klinischen Phänomenen hatten. (3, S. 216)

Die Folgen waren in der Psychiatrie wahrscheinlich schwerwiegender als in jeder anderen medizinischen Disziplin und führten zu einer großen Krise, die ich hier erörtern werde. Diese Krise kann jedoch überwunden werden und zu einer Neudefinition der Disziplin und ihres Ansatzes führen.

Die Krise der Psychiatrie als medizinische Disziplin

In einem Artikel, der in einer führenden psychiatrischen Fachzeitschrift (4) veröffentlicht wurde, fragte sich Heinz Katschnig, ob Psychiater eine vom Aussterben bedrohte Spezies sind: Die Gültigkeit von Klassifikationssystemen wird zunehmend infrage gestellt; das Vertrauen in die Ergebnisse therapeutischer Interventionen schwindet, die Psychiatrie hat einen niedrigen Status innerhalb der Medizin und der Gesellschaft im Allgemeinen, ihr Kompetenzbereich wird zunehmend von anderen Berufen bedroht; und die Rekrutierung junger Mediziner für die Psychiatrie geht zurück. Ich habe die Hauptursachen für diesen Rückgang auf eine intellektuelle Krise zurückgeführt (2), die sich in mehreren konvergierenden Trends ausdrückt:

- Verlust der klinischen Praxis als Quelle für wissenschaftliche Untersuchungen. Die Forschung wird immer mehr von den klinischen Herausforderungen abgekoppelt. Die Neurowissenschaften haben der Psychiatrie ihren konzeptionellen Rahmen deutlich mehr aufgedrängt, als es für Untersuchungsinstrumente zur Beantwortung der Fragen erforderlich ist, die von der klinischen Praxis aufgeworfen werden. In den vorangegangenen Kapiteln habe ich mehrere Beispiele für häufige und dringende Probleme wie Entzugsreaktionen und Verlust der klinischen Wirksamkeit angeführt, die von der Forschung nicht angemessen berücksichtigt wurden. Es gibt eindeutig eine fehlende Verbindung zwischen Biomarkern und klinischen Zuständen bei psychischen Störungen (5).

- Biologischer Reduktionismus. Dabei handelt es sich um die Tendenz, komplexe klinische Phänomene als letztlich von einer einzigen (z. B. genetischen) Primärursache abgeleitet zu betrachten, anstatt einen multifaktoriellen Bezugsrahmen zu verwenden (6). Der biologische Reduktionismus hat zu einem idealistischen Ansatz geführt, der weit von dem Erklärungspluralismus entfernt ist, den die klinische Praxis benötigt (7). Dies gilt sowohl für die Methodik der klinischen Studien als auch für die Vorgehensweise des Arztes. Wenn ein Arzt die Bedeutung nicht-medikamentöser Ansätze außer Acht lässt und keine Zeit mit dem Patienten verbringen will, um solche Verfahren zu verbessern, werden die Grenzen isolierter »Magic-bullet«-Interventionen (sei es in Form von Medikamenten oder von Psychotherapie) wahrscheinlich deutlich (8). Ein wichtiger Impuls für den Reduktionismus ist die Zunahme der evidenzbasierten Medizin (EBM), die sich in erster Linie auf einzelne Faktoren konzentriert und versäumt, den klinischen Variablen und dem inkrementellen Wert einzelner therapeutischer Komponenten angemessenes Gewicht zu verleihen (9).
- Grenzen der diagnostischen Kriterien. Die Einführung diagnostischer Kriterien für die Identifizierung psychiatrischer Syndrome hat die Varianz aufgrund unterschiedlicher Beurteiler und der Verwendung von inferentiellen Kriterien anstelle direkter Beobachtung erheblich verringert. Es besteht jedoch ein zunehmendes Bewusstsein für die Grenzen der derzeitigen Diagnosesysteme (10, 11). Nur sehr selten werden komorbide Diagnosen hierarchisch geordnet oder der Längsschnittentwicklung psychischer Erkrankungen (z. B. Staging) Rechnung getragen (10). Der ausschließliche Rückgriff auf diagnostische Kriterien hat den klinischen Prozess verarmen lassen und spiegelt nicht das komplexe Denken wider, das den Entscheidungen in der psychiatrischen Praxis zugrunde liegt (10). Eine anfängliche Querschnittsuntersuchung mit einem sehr engen Fokus scheint eine Reihe von Entscheidungen zu generieren, die »automatisch« aufgrund von Algorithmen oder Leitlinien getroffen werden, wobei es kaum Möglichkeiten gibt, die ursprüngliche Beurteilung zu ändern.
- Abkopplung der Forschung von den klinischen Bedürfnissen. Ein großer Teil der Forschungsfonds ist nicht in der Lage, grundlegende Fragen der Klinik aufzugreifen, und schließt die meisten RCTs aus (wie sie allerdings im Allgemeinen von der Pharmaindustrie und zu deren Gunsten durchgeführt werden). Dieses Phänomen ist in den Vereinigten Staaten besonders ausgeprägt (12). Die Psychopathologie (die Analyse von Zeichen und Symptomen in der Psychiatrie) und die klinische Bewertung werden als unwissenschaftliche und überholte Methoden abgelehnt. Es liegt auf der Hand, dass es sinnlos ist, nach biologischen Prädiktoren vor der Therapie zu suchen, um klinische Lösungen für den gesamten Krankheitsverlauf zu finden, denn im Verlauf der Erkrankung verändern sich die neurobiologischen Variablen, und die Genesung ist eine Einbahnstraße, die nicht zum prämorbiden Zustand zurück führt, wie ich es in Kapitel 4 beschrieben habe.

- Psychiatrische versus nicht-fachärztliche Interventionen. Die intellektuelle Krise der psychiatrischen Forschung (2, 4) hat erhebliche Auswirkungen auf die klinische Praxis. Etliche Studien haben gezeigt, dass es den Fachärzten für psychische Gesundheit nicht gelingt, die Ergebnisse der Depressionsbehandlung in der Primärversorgung zu verbessern. Simon et al. (13) verglichen das 6-Monats-Ergebnis bei depressiven Patienten, die Antidepressiva entweder von Psychiatern oder von Ärzten der Primärversorgung verschrieben bekamen. Die beiden Gruppen wiesen bei allen Messungen der Symptomschwere und der Funktionsfähigkeit ähnliche Verbesserungsraten auf. Ähnliche Ergebnisse wurden bei der Zusammenarbeit von Hausärzten und psychiatrischen Beratern (14), bei der Umsetzung von Leitlinien für die klinische Praxis (15) und bei der Randomisierung in ein Rückfallpräventionsprogramm oder die übliche Primärversorgung (16) erzielt. Die Ergebnisse zeigen, dass der durchschnittliche depressive Patient bei einem psychiatrischen Facharzt keine besseren Chancen hat, gesund zu werden und zu bleiben, als bei seinem Hausarzt. Dies steht in krassem Gegensatz zu den Erwartungen, die nicht-psychiatrische Ärzte möglicherweise haben, und ist eine der Erklärungen für den Ausschluss von Psychiatern aus der Primärversorgung bei Depressionen und Angstzuständen (17). Es überrascht nicht, dass auch die von der Mainstream-Psychiatrie entwickelten Indikationen für die Behandlung von Entzugssyndromen (im Wesentlichen die Rückkehr zu dem gleichen oder einem ähnlichen anderen Antidepressivum) eindeutig unzureichend sind (→ Kap. 8) und Psychiater von den Bemühungen nationaler Gesundheitsdienste, die das Problem angehen wollen, abgeschnitten sind oder nur eine sehr marginale Rolle spielen (18).
- Der wachsende Einfluss der Pharmaindustrie. Die Psychiatrie ist ebenso wie andere medizinische Fachrichtungen von Interessenkonflikten betroffen (2). Initiativen der Unternehmen haben die Gestaltung von Leitlinien beeinflusst, unangemessene Erwartungen an neue Medikamente geweckt und den praktizierenden Psychiatern irreführende Hinweise gegeben. Iatrogene Wirkungen wurden der klinischen Aufmerksamkeit entzogen, wie z. B. die Entzugssyndrome nach dem Absetzen von Antidepressiva.

Der in diesem Buch beschriebene Ansatz weicht jedoch von den herkömmlichen Methoden zur Bewertung und Behandlung von Depressionen und anderen psychiatrischen Störungen ab. Die von mir vorgeschlagenen Bewertungs-, Behandlungs- und Präventionsstrategien folgen einer anderen Art von Psychiatrie, die es wert ist, untersucht zu werden.

Leitfaden für eine klinische Revolution

Schlüsselthemen für eine erneuerte Grundlage der psychiatrischen Praxis sind:

Ausweitung der Ziele der Beurteilung

Die Formulierung einer Diagnose nach diagnostischen Kriterien ist ein notwendiger, aber völlig unzureichender Schritt für eine angemessene Beurteilung (10). Mit Hilfe der Klinimetrik können wir die Ziele der Beurteilung auf Themen wie das Umfeld des Patienten und das Krankheitsverhalten ausweiten (→Kap. 7). Darüber hinaus kann die longitudinale Entwicklung von Störungen und Komorbiditäten gemäß der Staging-Methode berücksichtigt werden (10).

»Iatrogenes« Denken

Die iatrogene Perspektive, d.h. die Tatsache, dass eine Behandlung, die ein Patient erhalten hat oder derzeit erhält (sei es eine Pharmakotherapie oder eine Psychotherapie), bei einem Teil der Symptomatik eine ursächliche Rolle spielen kann, wurde als gefährliches antipsychiatrisches Element aus dem klinischen Denken verbannt, obwohl sie bei der zunehmenden Verwendung von Psychopharmaka und/oder Psychotherapien unerlässlich ist (19). Die herkömmliche Behandlungs- und Medikamentenanamnese sollte auch das Absetzen von Medikamenten, Entzugssymptomatik und andere Formen von Verhaltenstoxizität umfassen, wie in Kapitel 3 beschrieben. Die Überprüfung der Hypothese persistierender Störungen nach dem Entzug kann Aufschluss über eine Vielzahl klinischer Manifestationen geben (19). Gegenwärtig sind Kliniker meist nicht in der Lage, vorläufige Hypothesen zu formulieren, die durch weitere Untersuchungen überprüft werden können (19).

Die vielen Formen von Komorbiditäten und der vereinheitlichende Rahmen der Makroanalyse

Die Beschränkung des Konzepts der Komorbidität auf das gleichzeitige Auftreten anderer psychiatrischer Störungen ist eine wesentliche Schwäche des derzeitigen Ansatzes, und sie steht im Widerspruch zu anderen medizinischen Fachgebieten (10). Es gibt viele Aspekte, die bei der Persistenz von Störungen eine Rolle spielen können, vom psychosozialen Umfeld bis zur iatrogenen Komorbidität. Einige Elemente, die bei den meisten Patienten therapeutisch sein mogen, können bei anderen Personen eine antitherapeutische Wirkung haben (→Kap. 12). Die Makroanalyse bietet die Möglichkeit, einen operativen Rahmen zu schaffen, in dem Prioritäten und Beziehungen festgelegt werden können (→Kap. 7).

Wiederholte Beurteilungen

Wiederholte Beurteilungen sind die Hauptstütze des sequenziellen Modells (20). Wenn sie regelmäßig und nicht nur im Rahmen von Medikamentenkontrollen durchgeführt werden, ermöglichen sie nicht nur die Überwachung der Fortschritte des Patienten, sondern können auch psychopathologische Elemente aufdecken, die von den akuten

Manifestationen der Störung überschattet wurden. Angesichts immer komplizierterer Fälle reicht eine einzige Erstuntersuchung möglicherweise nicht aus, um eine zufriedenstellende Bewertung und Behandlungsplanung vorzunehmen. Eine zweite Untersuchung (2–3 Wochen später) kann wichtige Informationen über den Verlauf der Störungen offenbaren, kann die Möglichkeit bieten, wichtige Daten zu erhalten, die der Patient vergessen hat mitzuteilen, und/oder wichtige Bezugspersonen einzubeziehen. Sie bietet zudem den Vorteil, dass das Tagebuch des Patienten als zusätzliche Quelle für klinimetrische Informationen genutzt werden kann (21).

Diagnosen als Umsteigestationen

Tinetti und Fried (22) vertraten die Ansicht, dass es an der Zeit sei, die Krankheit als Schwerpunkt der medizinischen Versorgung aufzugeben, und ähnliche Überlegungen könnten auch für psychiatrische Störungen gelten. Das veränderte Spektrum der Gesundheitszustände (z. B. Multimorbidität, Chronizität) weist heute auf die Unzulänglichkeiten einer medizinischen Versorgung hin, die sich in erster Linie auf die Diagnose und Behandlung jeder einzelnen Krankheit konzentriert (22). Die klinische Entscheidungsfindung für alle Patienten sollte auf die Erreichung individueller Ziele und die Identifizierung und Behandlung aller veränderbaren und nichtbiologischen Faktoren ausgerichtet sein und nicht allein auf die Diagnose und Behandlung einzelner Krankheiten (22). Für psychiatrische Erkrankungen gelten ähnliche Überlegungen (10). Die Identifizierung von Störungen hat somit die Form von »Umsteigebahnhöfen« (23), die im Längsschnitt überprüft und verändert werden können, solange die Therapieziele erreicht werden. Eine DSM-Diagnose ist nur der Anfang des diagnostischen Prozesses, ein notwendiger, aber unzureichender Schritt im Bewertungsprozess.

Der individuelle Fokus der Therapie

In der Leitlinie der American Psychiatric Association für die Behandlung von Patienten mit einer schweren depressiven Störung heißt es:

> Die endgültige Empfehlung für ein bestimmtes klinisches Verfahren oder einen bestimmten Behandlungsplan muss vom Psychiater unter Berücksichtigung der klinischen Daten, der psychiatrischen Bewertung und der verfügbaren Diagnose- und Behandlungsmöglichkeiten ausgesprochen werden. Diese Empfehlungen sollten die persönlichen und soziokulturellen Präferenzen und Werte des Patienten einbeziehen, um die therapeutische Allianz, die Therapietreue und die Behandlungsergebnisse zu verbessern. (24, S. 9)

Es fehlt jedoch an der Umsetzung dieser Erkenntnisse in operative Maßnahmen, und die Feststellung einer Störung führt automatisch zu einer bestimmten Behandlungsoption (10). Klinische Entscheidungen, bei denen es um die Anwendung des Wissens auf den einzelnen Patienten geht, müssen durch klinisches Urteilsvermögen gefiltert und in den Rahmen des potenziellen Nutzens, der Wahrscheinlichkeit des Ansprechens auf die Behandlungsoption und der Anfälligkeit für unerwünschte Wirkungen der Therapie gestellt werden (25). Der letztgenannte Punkt ist besonders wichtig angesichts des zunehmenden Bewusstseins für unerwünschte Ereignisse im Zusammenhang mit einer antidepressiven Therapie (→ Kap. 2–4). Beim sequenziellen Modell können die therapeutischen Ziele nicht im Voraus festgelegt werden, sondern hängen von der Reaktion der Patienten auf die erste Behandlung ab. Es ist in der Tat ein Wunschdenken, zu glauben, dass eine einzige Behandlung, wie auch immer sie aussehen mag, ausreicht, um in den meisten der heute vorkommenden klinischen Fälle eine dauerhafte Remission zu erzielen (10).

Die Ziele der Behandlungsmaßnahmen

Das psychiatrische Paradigma vertritt nach wie vor die Überzeugung, dass Psychopharmaka oder Psychotherapien Krankheiten »heilen«, während sie tatsächlich lediglich einige Aspekte der Störung behandeln (10). Moncrieff und Cohen (26) plädierten für ein Modell zum Verständnis der Wirkung von Psychopharmaka, bei dem das subjektive Erleben stärker in den Vordergrund gerückt wird. Dabei sollten Ergebnismessungen entwickelt werden, die sich auf bestimmte Verhaltensweisen und nicht auf Störungen beziehen. Die Unterscheidung zwischen therapeutischen und unerwünschten Wirkungen soll überwunden und die vergleichenden Präferenzen der Patienten für verschiedene Arten von Medikamenten in unterschiedlichen Situationen bewertet werden. In ähnlicher Weise unterstrich Isaac Marks (27), dass psychotherapeutische Behandlungen darauf ausgerichtet sein sollten, Probleme zuverlässig und dauerhaft zu verbessern, und wies darauf hin, wie wichtig es ist, zu verstehen, warum Psychotherapiekomponenten nur einigen Betroffenen helfen und anderen mit dem gleichen Problem nicht. Das Streben nach Euthymie kann als Behandlungsziel nicht länger ignoriert werden (28). Es sollte als transdiagnostische Strategie verstanden werden, die in individualisierte Therapiepläne einzubeziehen ist. Psychotherapeutische Techniken wie die Well-Being-Therapie sollten der klinischen Argumentation und der Fallformulierung folgen, die durch den Einsatz von Makroanalyse und Staging erleichtert werden. In einem sequenziellen Behandlungsplan sind therapeutische Maßnahmen (ob Pharmakotherapie oder Psychotherapie) auf der Grundlage eines klinischen Urteils auszuwählen, wobei eine Reihe klinischer Variablen zu berücksichtigen sind, z. B. Merkmale und Schweregrad der psychiatrischen Episode, gleichzeitig auftretende Symptome und Probleme (nicht notwendigerweise Syndrome), iatrogene Faktoren, medizinische Komorbiditäten, die Krankengeschichte und Präferenzen des Patienten (28).

Multidisziplinäres Behandlungsteam

In der klinischen Medizin erweisen sich die traditionellen Grenzen zwischen medizinischen Fachgebieten, die meist auf Organsystemen beruhen (z. B. Kardiologie, Gastroenterologie), bei der Behandlung von Symptomen und Problemen, die einen integrierten Ansatz erfordern, als immer unzureichender (29). Die Psychiatrie macht da keine Ausnahme. In Kapitel 6 habe ich ein multidisziplinäres Behandlungsteam beschrieben, das aus einem Psychiater (mit angemessenem Hintergrundwissen sowohl in Psychopharmakologie als auch in Psychotherapie), einem Internisten und einem klinischen Psychotherapeuten besteht, die nach der anfänglichen Bewertung durch den Psychiater evidenzbasierte Behandlungen anbieten können. Die Arbeitsweise des Teams legt den Schwerpunkt auf gemeinsame Beurteilungen, eine sequenzielle Kombination von Behandlungen und eine enge Koordinierung der Teammitglieder, was den neuen Trends in der psychiatrischen Versorgung entspricht (30).

All diese Merkmale spiegeln in hohem Maße den psychosomatischen Ansatz (29) und eine Neubewertung der Rolle der klinischen Beurteilung wider (10). Ein Problem, das im heutigen, von EBM geprägten Klima im Allgemeinen vernachlässigt wird, ist die Tatsache, dass randomisierte kontrollierte Studien, als sie aus der Agrarforschung in die klinische Medizin übertragen wurden, nicht dazu gedacht waren, Fragen zur Behandlung einzelner Patienten zu beantworten (31). Für die meisten medizinischen Probleme gibt es keine einfache »durchschnittliche« Lösung. Es stellt sich die Frage, wie die verfügbare Evidenz in den Kontext der individuellen, einzigartigen Möglichkeiten und Beschränkungen gestellt werden kann. Es besteht also die Notwendigkeit, die Informationen aus der EBM mit der medizinisch begründeten Evidenz (MBE) zu integrieren. Jeder Arzt verfügt über seine persönliche »Bibliothek« mit klinischen Erfahrungen (32), wie dieses Buch zeigt. Solche Erfahrungen können durch die Erstellung von Datenbankprofilen ausgetauscht werden, die dem jeweiligen Patienten zugeordnet werden können (33). Die MBE kann grundlegende Erkenntnisse über die Merkmale, die Prognose und die langfristigen Folgen von Störungen liefern, beispielsweise anhaltende Entzugserscheinungen. Wir brauchen dringend die Art von Untersuchungen, die aus den Fachzeitschriften zu verschwinden droht: naturalistische Studien psychiatrischer Populationen anhand von klinimetrischen und neurobiologischen Profilen. Darüber hinaus erlaubt das sequenzielle Modell, dass Patienten, die sich bereits in Behandlung befinden, nach dem Zufallsprinzip Behandlungsalternativen zugewiesen werden, die sich an den Stadien der Krankheitsentwicklung und der individuellen Vorgeschichte orientieren und nicht nur an der Klassifizierung der Krankheit. Infolgedessen kann die Anwendung dieses Modells in der Depressionsforschung dazu beitragen, Therapiestrategien zu entwickeln, die auf die Patientenpopulation der täglichen Praxis ausgerichtet sind (20).

Man kann einwenden, dass der in diesem Abschnitt und im Rest des Buches beschriebene Ansatz unrealistisch ist und eine abrupte Änderung der derzeitigen Praxis erfordert. In ihrer täglichen Arbeit verwenden Psychiater jedoch Beobachtung, Beschreibung und Klassifizierung, prüfen Erklärungshypothesen und formulieren klinische Entscheidungen. Bei der Beurteilung, ob ein Patient in ein Krankenhaus eingewiesen werden muss (oder aus diesem entlassen werden kann), bei der Entscheidung, ob ein Patient eine Behandlung benötigt (und wenn ja, welche), und bei der Planung des Zeitplans für Nachuntersuchungen oder Interventionen, nutzt der Psychiater nichts anderes als die Wissenschaft der Psychopathologie und das klinische Urteilsvermögen (10). Der folgende Fall veranschaulicht, wie der Ansatz von jedem Psychiater in der öffentlichen und privaten Praxis umgesetzt werden kann.

Falldarstellung

Roberta ist eine 64-jährige verheiratete Frau, die von ihrem Hausarzt wegen einer »resistenten Depression« an mich überwiesen wird. Sie hat keine Vorgeschichte von Stimmungs- oder Angststörungen. Mit offenen Fragen versuche ich zunächst, etwas über ihren biografischen Hintergrund zu erfahren. Sie hat ihr ganzes Leben lang zusammen mit ihrem Mann in einer Bäckerei gearbeitet und zwei Kinder großgezogen. Vor ein paar Jahren bekamen sie und ihr Mann ein gutes Angebot, die Bäckerei zu verkaufen; ihr Mann war sehr dafür (die Arbeit war sehr anstrengend, auch wenn er sie mochte; jeden Morgen so früh aufzustehen, um das Brot vorzubereiten und zu backen, war zunehmend ermüdend). So verkauften sie ihre Bäckerei und gingen in den Ruhestand, mit vielen Projekten, darunter auch, mehr Zeit mit den Enkelkindern zu verbringen. Roberta fühlte sich jedoch zunehmend unruhig, angespannt und reizbar. Sie begann, Einschlafstörungen zu entwickeln, und einige Zeit später wachte sie auch früh auf, ohne wieder einschlafen zu können. Ihre Motivation nahm ab, sie verbrachte immer mehr Zeit zu Hause und vermied jeden sozialen und familiären Kontakt, unter anderen mit ihren Enkeln. Sie suchte ihren Hausarzt auf, der eine Depression diagnostizierte und Sertralin (50 mg/Tag) verschrieb. Da die Wirkung nach einem Monat gering war, erhöhte ihr Arzt die Sertralin-Dosis auf 100 mg/Tag. Diesmal trat eine deutliche Wirkung ein: Übelkeit und Magenbrennen. Sie fragte ihren Arzt: »Ist es nicht vielleicht das Medikament, das das alles verursacht? Das hatte ich vorher nie.« Der Arzt beruhigt sie: »Auf keinen Fall, das sind keine Nebenwirkungen dieses Medikaments.« Als sie mir das erzählte, dachte ich: »Diese spektakulären Errungenschaften der Propaganda! Das sind sehr häufige Nebenwirkungen.« Ihr Arzt hatte hinzugefügt: »Es ist der Stress, der dies alles verursacht. Ich werde auf jeden Fall das Antidepressivum gegen ein stärkeres austauschen.« Er verschrieb Venlafaxin, zunächst 75 mg/Tag, dann 150 mg/Tag. Außerdem verschrieb er Medikamente gegen Übelkeit und einen Protein-pumpenhemmer. Doch die Übelkeit blieb bestehen. Da Venlafaxin keine klinische Besserung brachte, überwies er die Patientin »zur Psychotherapie« an unseren Dienst. Ich begann, mich nach den spezifischen Symptomen zu erkundigen. Roberta hatte in der Tat eine schwere depressive Störung, die mit Grübeleien und Vermeidungsverhalten einherging und sich der Schwelle zur Agoraphobie näherte. Ihre Weigerung, auszugehen, führte zu Spannungen mit ihrem Ehemann. Es ist sehr wichtig zu untersuchen, wie die Patienten ihren Tag verbringen und wie sie leben. Sie war meist zu Hause und vermisste die Bäckerei und die guten alten Zeiten. Außerdem machte sie sich Sorgen wegen ihrer Magenprobleme und befürchtete, dass etwas Schlimmes passieren könnte (»Ich habe von so vielen Leuten gehört, die im Ruhestand Krebs bekommen haben«).

Die Makroanalyse nimmt dann die in Abbildung 13-1 dargestellte Form an. Sie veranschaulicht die Verbindungen zwischen verschiedenen Komponenten, und wie sie sich in einem Teufelskreis gegenseitig verstärken. Zunächst sagte ich ihr, dass Übelkeit und Magenbrennen wahrscheinlich mit den Medikamenten zusammenhingen (sie wurde wütend: Warum leugnete ihr Arzt das?). »Es ist nicht die Schuld Ihres Arztes«, versuchte ich zu sagen, »die pharmazeutische Industrie lässt die Ärzte nicht viel über Nebenwirkungen wissen«. (Ich wollte ihr die Beziehung zu ihm nicht verderben.)

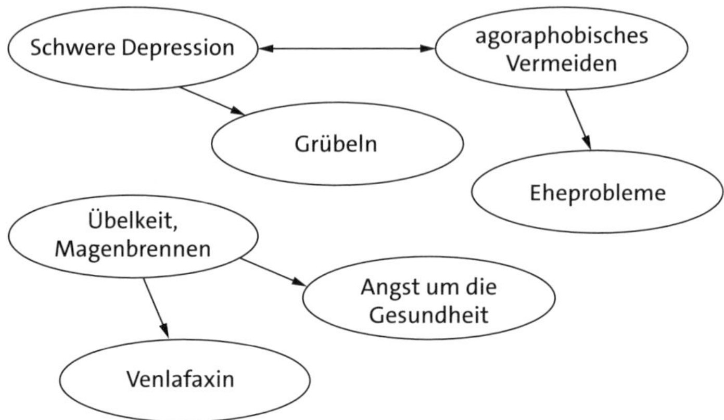

Abb. 13-1: Grundlegende Bewertung nach der Makroanalyse.

»Ich werde Ihr Antidepressivum durch ein anderes ersetzen, das eine schützende Wirkung auf Ihren Magen hat und Ihnen besser helfen wird.« Ich entschied mich für Mirtazapin, 15 mg/Tag. »Das Medikament, das Sie einnehmen (Venlafaxin), wird wahrscheinlich Probleme verursachen, wenn ich es absetze.« (Sie hatte tatsächlich neue Entzugserscheinungen, als sie von Sertralin auf Venlafaxin umstieg.) »Ziehen Sie eine schnelle Umstellung vor, die wahrscheinlich mehr Probleme verursacht, oder eine schrittweise Umstellung?« Sie war emphatisch: »Um Himmels willen, holen Sie diesen Mist bloß so schnell wie möglich aus meinem Körper.« Das tat ich dann auch: Ich ersetzte Venlafaxin abrupt und ohne Zwischenschritt durch Mirtazapin und warnte sie vor möglichen Problemen in den ersten zwei Wochen. Ich fügte jedoch hinzu, dass die von mir verschriebenen Medikamente bestenfalls zu 50 % dazu beitragen könnten, dass es ihr besser geht (ich weiß, dass es sogar noch weniger sind, aber ich versuche stets, ein wenig Optimismus zu vermitteln). Ich schrieb auf meinen Block ein weiteres Rezept mit der Bezeichnung »Selbsttherapie« (→ Übersicht) und betonte, dass das, worum ich sie bat, zu den anderen 50 % beitragen würde. Die Medikamente gegen Übelkeit und den Proteinpumpenhemmer behielt ich vorerst bei. Roberta sollte mich in einer Woche anrufen, um mir mitzuteilen, wie es läuft, und ich verabredete mich mit ihr in einem Monat.

ROBERTAS SELBSTTHERAPIE

- Jeden Morgen 5–10 Minuten alleine rausgehen.
- Gehen Sie jeden Nachmittag mit Ihrem Mann mindestens eine halbe Stunde spazieren.
- Halten Sie in einem Tagebuch fest, was Sie tun.
- Vermeiden Sie es, untätig im Haus zu bleiben.
- Besuchen Sie Ihre Enkelkinder zweimal pro Woche.

Die Makroanalyse (→Abb. 13-2) spiegelt nun meine Intervention wider, die aus einer geeigneten Medikation, einer erklärenden Therapie und einer Hausaufgabenexposition bestand.

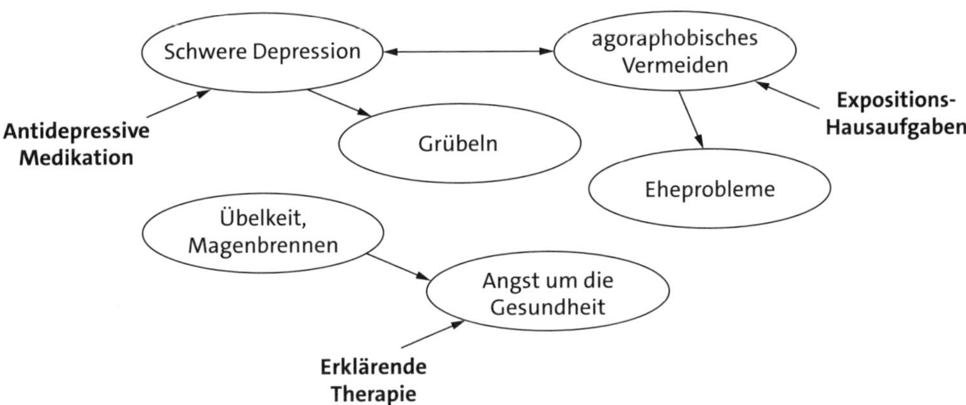

Abb. 13-2: Therapeutische Ziele nach der Makroanalyse.

Nach einer Woche rief sie an: Sie hatte tatsächlich einige Entzugserscheinungen, war aber stark motiviert, durchzuhalten (»Mein Magen sagt danke«). Als ich sie nach einem Monat wiedersah, ging es ihr eindeutig besser, was Schlaf, Stimmung und Energie betraf, aber sie verbrachte immer noch die meisten Tage zu Hause und grübelte. Ihre Übelkeit und ihr Magenbrennen waren fast verschwunden, und damit war sie sehr zufrieden. Dann forderte ich sie heraus: »Es geht besser, aber noch nicht gut. Wir haben jetzt zwei Möglichkeiten: Die eine ist, die Medikation auf 30 mg Mirtazapin pro Tag zu erhöhen; die andere ist, dass Sie mehr an Ihren Aufgaben arbeiten.« Roberta antwortete: »Ich bin mir sicher, dass Sie Ihre 50 % einsetzen, ich hingegen setze 10 oder bestenfalls 20 % von mir ein. Jetzt bin ich dran: Ich muss meine Bemühungen verstärken. Lassen wir die Medikamente so, wie sie sind; ich habe Ihr zweites Rezept, ich muss es nur besser befolgen.« Ich betonte erneut, wie wichtig die Selbsttherapie sei, und ließ sie wissen, dass es in meiner Gruppe einen Psychologen gebe, der ihr dabei helfen könne. »Aber lassen Sie uns sehen, was Sie jetzt tun.« Nach einem weiteren Monat hatte sie sich definitiv in allen Bereichen gebessert. Sie ging mit ihrem Mann aus, plante eine kleine Reise und besuchte ihre Enkelkinder. »Beide Medikamente waren notwendig«, kommentierte sie. »Was ist mit den anderen Medikamenten?«, fragte sie. Ich antwortete ihr: »Ich möchte, dass eine Kollegin aus unserer Gruppe, eine Internistin, Sie untersucht und eine Entscheidung trifft. Sie kann auch Ihren allgemeinen Gesundheitszustand überprüfen.« (Ich weiß, dass die vollständige körperliche Untersuchung durch unseren Internisten mehr wert ist als alle unsere beruhigenden Worte.) »Wir sehen uns jetzt in drei Monaten, es sei denn, es passiert etwas und Sie rufen mich an.« Sie fragte, wie lange sie Mirtazapin einnehmen müsse. »Das werden wir dann sehen. Wenn Sie mit der Selbsttherapie weitermachen und noch mehr Fortschritte machen, können wir es absetzen. Wenn Sie langsamer werden, müssen wir es vielleicht sogar erhöhen.« Nach drei Monaten hatte sie sich weiter gebessert, Mirtazapin wurde wegen der niedrigen Dosierung ohne schrittweise Reduzierung abgesetzt. Die anderen Medikamente gegen Übelkeit und Magenbrennen wurden ebenfalls abgesetzt. Bei einer Nachuntersuchung vor vier Jahren war die Patientin gesund und lebte ohne alle Medikamente.

Die Behandlung dieser Patientin umfasste insgesamt vier Sprechstunden zu je 45 Minuten und eine Konsultation mit der Internistin. Dieser Fall veranschaulicht, wie groß die Bedeutung der Aufmerksamkeit für das Narrativ und die Biografie die – viel zu sehr vernachlässigte – Basismethode bei der Betreuung von Patienten ist (33) und wie die Makroanalyse bei der Formulierung eines individuellen Behandlungsplans hilft. Dieser unterstreicht den Wert der Einbeziehung iatrogener Effekte in die Bewertung und die wichtige Rolle des psychotherapeutischen Managements (nicht der Psychotherapie) im Sinne einer erklärenden Therapie und der Hausaufgaben-Exposition.

Schlussfolgerungen

Betrachtet man das große Gesundheitsproblem, das durch die unangemessene Verschreibung von Antidepressiva verursacht wird, und die Tatsache, dass wir so wenig wissenschaftliche Informationen haben, um wichtige klinische Fragen zu klären (z. B. im Zusammenhang mit der Verhaltenstoxizität), sowie die äußerst enttäuschenden Ergebnisse der neueren Medikamente, kann man zu der Überzeugung gelangen, dass die Zeiten für die Psychiatrie schlecht sind. Die klinische Bewertung in der Psychiatrie wird derzeit als historisches Relikt betrachtet, das durch Biomarker und neurowissenschaftliche Methoden ersetzt werden soll (12). Wann denn? In 10, 20 Jahren?

Wie Charles Dickens uns lehrt, kann dies aber auch die beste aller Zeiten sein. Eine angemessene Bewertung iatrogener Faktoren erfordert eine Renaissance der Psychopathologie (Beobachtung, Befragung, Klassifizierung und Differenzialdiagnose von Anzeichen und Symptomen) als grundlegende, vernachlässigte Methode der klinischen Psychiatrie (34), die zu einer überfälligen kritischen Hinterfragung der aktuellen konzeptionellen Modelle führen kann, die mit der klinischen Realität kollidieren. Psychiater, die in ihrer klinischen Praxis ausgereifte Formen der klinischen Beurteilung anwenden und Techniken der Befragung und Anamneseerhebung beherrschen, stehen bereit, etwas aufzudecken, das nicht verschwunden ist, sondern einfach unter irrelevanter Forschung, Meta-Müll und unangemessenen konzeptionellen Modellen begraben ist.

Es gibt ganze Bereiche der klinischen Forschung, z. B. im Zusammenhang mit den iatrogenen Wirkungen von Medikamenten und Psychotherapie, die noch weitgehend unerforscht sind und die bevorzugt finanziert und behandelt werden sollten. Neurowissenschaftliche Methoden, die auf umschriebene Probleme angewandt werden (z. B. was Entzugssyndrome tatsächlich charakterisiert), können ungeahnte Möglichkeiten bieten, sollten aber mit klinischen Instrumenten (z. B. spezifischen Kriterien) verbunden werden. Im Gegensatz zur Psychopharmakologie hat die Psychotherapie in den letzten zwei Jahrzehnten große Fortschritte gemacht, und es könnten sogar noch größere Fortschritte erzielt werden, wenn eine angemessene Finanzierung der Forschung und eine vollständige Einbeziehung in das nationale Gesundheitswesen gewährleistet sind.

Psychiater haben das Potenzial, sich von der traditionell zugewiesenen Position als Randfiguren der Ärzteschaft (35) zu Vorreitern in der multidisziplinären Medizin und in einer überfälligen Neubewertung der evidenzbasierten Medizin (2, 8) zugunsten des Stellenwerts der klinischen Beurteilung zu entwickeln (10).

Die präzise personalisierte Medizin, die auch als genombasiertes Wissen bezeichnet wird, verspricht, jeden Patienten als das biologische Individuum zu betrachten, das er oder sie ist (36). Die praktische Anwendung liegt jedoch noch in weiter Ferne, und die Vernachlässigung psychologischer und sozialer Aspekte kann tatsächlich zu einer »entpersonalisierten« Medizin führen (33, 36). Es ist möglich, eine hochwirksame Präzisionspsychiatrie bereits jetzt zu praktizieren, ohne 10–20 Jahre zu warten. Eine andere Möglichkeit, die Probleme im Zusammenhang mit dem Absetzen von Antidepressiva zu überwinden, haben wir nicht.

Literatur

1. Engel GL (1987). Physician-scientists and scientific physicians. Am J Med; 82: 107–111.
2. Fava GA (2006). The intellectual crisis of psychiatric research. Psychother Psychosom; 75: 202–208.
3. Feinstein AR (1987). The intellectual crisis in clinical science. Persp Biol Med; 30: 215–230.
4. Katschnig H (2010). Are psychiatrists an endangered species? World Psychiatry; 9: 21–28.
5. Fava GA, Guidi J, Grandi S, Hasler G (2014). The missing link between clinical states and biomarkers in mental disorders. Psychother Psychosom; 83: 136–141.
6. Engel GL (1977). The need for a new medical model: a challenge for biomedicine. Science; 196: 129–136.
7. Kendler KS (2005). Toward a philosophical structure for psychiatry. Am J Psychiatry; 162: 433–440.
8. Fava GA, Sonino N (2017). From the lesson of George Engel to current knowledge: the biopsychosocial model 40 years later. Psychother Psychosom; 86: 257–259.
9. Fava GA (2017). Evidence-based medicine was bound to fail. J Clin Epidemiol; 84: 3–7.
10. Fava GA, Rafanelli C, Tomba E (2012). The clinical process in psychiatry: a clinimetric approach. J Clin Psychiatry; 73: 177–184.
11. Thombs BD, Turner KA, Shrier I (2019). Defining and evaluating overdiagnosis in mental health. Psychother Psychosom; 88: 193–202.
12. Cuthbert BN (2014). The RDoC framework: facilitating transition from ICD-DSM to dimensional approaches that integrate neuroscience and psychopathology. World Psychiatry; 13: 28–35.

13. Simon GE, Von Korff M, Rutter CM, Peterson DA (2001). Treatment process and outcomes for managed care patients receiving new antidepressant prescriptions from psychiatrists and primary care physicians. Arch Gen Psychiatry; 58: 395–401.
14. Lin EHB, Simon GE, Katon WJ, Russo JE, Von Korff M, Bush TM, Ludman EJ, Walker EA (1999). Can enhanced acute-phase treatment of depression improve long-term outcomes? Am J Psychiatry; 156: 653–644.
15. Thompson C, Kinmonth AL, Stevens L, Peveler RC, Stevens A, Ostler KJ, Pickering RM, Baker NG, Henson A, Preece J, Cooper D, Campbell MJ (2000). Effects of a clinical practice guideline and practice-based education on detection and outcome of depression in primary care. Lancet; 355: 185–191.
16. Katon WJ, Rutter C, Ludman EJ, Von Korff M, Lin E, Simon G, Bush T, Walker E, Unutzer J (2001). A randomized trial of relapse prevention of depression in primary care. Arch Gen Psychiatry; 58: 241–247.
17. Layard R (2006). The case for psychological treatment centres. BMJ; 332: 1030–1032.
18. Kendrick T (2021). Strategies to reduce use of antidepressants. Br J Clin Pharmacol; 87: 23–33.
19. Fava GA, Rafanelli C (2019). Iatrogenic factors in psychopathology. Psychother Psychosom; 88: 129–140.
20. Fava GA, Tomba E (2010). New modalities of assessment and treatment planning in depression. The sequential approach. CNS Drugs; 24: 453–465.
21. Guidi J, Fava GA (2020). The emerging role of euthymia in psychotherapy research and practice. Clin Psychol Rev; 82: 101941.
22. Tinetti ME, Fried T (2004). The end of the disease era. Am J Med; 116: 179–185.
23. Feinstein AR (1973). An analysis of diagnostic reasoning. I: The domains and disorders of clinical macrobiology. Yale J Biol Med; 46: 212–232.
24. American Psychiatric Association (2010). Practice guideline for the treatment of patients with major depressive disorder. Third edition. Am J Psychiatry; 167 (suppl): 1–118.
25. Richardson WS, Doster LM (2014). Comorbidity and multimorbidity need to be placed in the context of a framework of risk, responsiveness, and vulnerability. J Clin Epidemiol; 67: 244–246.
26. Moncrieff J, Cohen D (2005). Rethinking models of psychotropic drug action. Psychother Psychosom; 74: 145–153.
27. Marks IM (2002). The maturing of therapy. Br J Psychiatry; 180: 200–204.
28. Fava GA, Guidi J (2020). The pursuit of euthymia. World Psychiatry; 19: 40–50.
29. Fava GA, Cosci F, Sonino N (2017). Current psychosomatic practice. Psychother Psychosom; 86: 13–30.
30. Marks I (2009). Mental health clinics in the 21st century. Psychother Psychosom; 78: 133–138.
31. Feinstein AR, Horwitz RI (1997). Problems in the ›evidence‹ of ›evidence-based medicine‹. Am J Med; 103: 529–535.
32. Feinstein AR, Rubinstein JF, Ramshaw WA (1972). Estimating prognosis with the aid of conversational-mode computer program. Ann Intern Med; 911–921.
33. Lobitz G, Armstrong K, Concato J, Singer BH, Horwitz RI (2019). The biological and biographical basis of precision medicine. Psychother Psychosom; 88: 333–340.
34. Lipowski ZJ (1966). Psychopathology as a science: its scope and tasks. Compr Psychiatry; 7: 175–182.
35. Smith HL (1957). Psychiatry in medicine: intra- or inter-professional relationships? Am J Sociol; 63: 285–289.
36. Horwitz RI, Cullen MR, Abell J, Christian JB (2012). (De)personalized medicine. Science; 339: 1155–1156.

Sachverzeichnis